エンド由来歯痛
非歯原性歯痛への歯内療法からの挑戦

福西 一浩
監修

長谷川誠実
著

医歯薬出版株式会社

This book was originally published in Japanese under the title of :

Endo Yurai Shitsu Hishigensei Shitsu Heno Shinairyouhou Karano Chousen
(Toothache Derived from Endodontic Treatment ; Battle from Endodontics to Non-odontogenic Toothache)

Fukunishi, Kazuhiro
 Fukunishi Dental Clinic
Hasegawa, Makoto
 Hasegawa Dental Clinic

© 2019 1st ed.
ISHIYAKU PUBLISHERS, INC.
 7-10, Honkomagome 1 chome, Bunkyo-ku,
 Tokyo 113-8612, Japan

この本を監修するにあたって

　私が大学を卒業したのは，1986年で，今から約32年以上も前になる．当時の根管治療を振り返るとステンレス製のファイルやリーマーを用いて手指にて拡大・形成を行い，ガッタパーチャとシーラーにて側方加圧充填を行っていた．もちろん拡大鏡すらない時代であったため，髄腔内を肉眼で覗き，あとはひたすら盲目的に手指の感覚だけを頼りにファイリングやリーミング操作を繰り返していた．抜髄処置も感染根管処置も同じ手技であることに何の疑問も抱かず，「どうやって開けて，どうやって詰めるか」だけに思考を巡らせ，まさしく機械論的な根管治療に終始していたことが思い出される．

　根管治療のゴールは，根管充填後のデンタルX線写真で，オリジナルの根管を逸脱せずに，いかに根尖部までフレアーで均一なテーパーのついた不透過性の像が得られるかということであり，それが根管治療の質の優劣の評価になっていた時代であった．そのため，02テーパーのステンレス製のファイルのみで，理想とする形成を行うためのトレーニングをすることが根管治療の質を高めることと認識され，ひたすら技術向上のために修練することがエンドドンティストと呼ばれる人たちに与えられた使命であった．

　その後，1990年代の後半からさまざまな種類のNi-Tiファイルが登場し，それに見合った種々のエンジンも開発され，より効率的に，より安全に根管治療が行われるようになってきた．また，マイクロスコープも導入され，盲目的な治療から明視下での治療へと大きな変化を遂げ，その後も現在に至るまでさまざまなテクノロジーが進化してきた．テクノロジーの発展自体は，素晴らしいことであり，これらを否定することではないが，ますます機械論的な根管治療に拍車をかける結果になってきたように思う．

　そのような根管治療が正当化されている時期に，私の生涯の師と仰ぐ月星光博先生と出会い，根管治療の本質を見誤っていたこと，生物学的見地に立った根管治療が必要なことを教えていただいた．生体の治癒を最大限に引き出すことが治療の最大の目的であり，われわれ歯科医師はそれを阻害せずに，いかに助けることができるかが最も重要であること，つまり私の中で機械的な根管治療から生物学に則った根管治療へとパラダイムシフトが起こった時期でもあった．

　そして，その頃にもう一つ臨床で大きな課題が突き付けられた．根管治療後に起こる「痛み」である．自分では適切な治療をしていると思うのであるが，治療後に理解しがたい痛みが残るケースに遭遇することを少なからず経験してきた．いろいろと原因を探るのではあるが，答えが出ない．そんな際，長谷川誠実先生と出会うのである．

　長谷川先生の日本歯内療法学会でのご講演を初めて拝聴した際に，「これが答えだったんだ」と長年の悩みが霧が晴れたように解消されたことは記憶に新しい．そしてこの答えこそ，同じ悩みを抱えている多くの歯科医師にいち早くお伝えしないといけないという使命感にかられ，長谷川先生に執筆依頼を申し出たところ，快く承諾していただくことができた．痛みの機序という非常に難解なテーマはあるが，できるだけや

さしく，わかりやすく解説していただくことをお願いして，見事にその期待に応えていただいた待望の書である．今後本書が，根管治療後の痛み（これを本書のタイトルでもある「エンド由来歯痛」と呼びたい）に関するバイブル本として，多くの先生方の礎になることを期待している．

　最後に，開業から日も浅く，日々の臨床に追われる忙しい時期に本書の執筆のため多くの時間を費やしていただいた長谷川誠実先生に心から感謝の意を表すものである．

2018 年 12 月

福西　一浩

知る喜びよりも知らぬ恥を知れ

これは，敬愛する兵庫医科大学放射線医学教室教授の上紺屋憲彦先生のお言葉である．

本来，除痛処置であるはずの抜髄を行ったが，歯痛が持続する．主治医はその歯痛と戦うことなく，然るべき医療機関を紹介する．そしてその患者は，抜髄を行った本来の主治医のもとを離れ，抜髄を行ったわけではない新しい主治医のもとを訪れる．本来の主治医は，その患者のことを振り返ることなく日々を過ごし，その痛みの原因を知ることなく日々の臨床を続けていく．新しい主治医はひたすら患者の情動の波に翻弄され，あくせくとした日々を過ごす．

痛みの原因は間違いなく本来の主治医が作った．知らないことが完治しがたい歯痛を作りあげ，今後も作り続けるのである．本書はそんな主治医に，痛みを作り上げた責任を考えていただき，そして自ら戦う意志をもってもらう，そんな思いで執筆した．

新しい知識を得ることは，たしかに喜びが多い．本居宣長曰く，学問に手を出せば抜け出られなくなる．しかし，治療学においては知らない恥のほうが数段重要であろう．

それにしても，私が経験してきた歯性慢性痛や非歯原性歯痛の多くに，歯内療法を専門に掲げた歯科医が関与していることにも驚かされる．これは歯内療法の目指す方向性に原因があると思えてならない．たしかに歯内療法は近年長足の進歩を遂げた．マイクロスコープやCTのおかげで，根管の状態を手に取るように把握できるようになった．

ただ，頭痛治療の世界的権威である坂井文彦先生も，その著書のなかで「痛みの治療においては，MRIなどで脳の中を見るより，問診が重要，目より耳を澄ませよ」といったことを述べておられる．私の主張も「歯内療法よ，歯髄の声を聴け」である．歯内療法は，まだ目の発展で止まっている．いまだ耳の発展がないことを日々憂いている．

そんな折，これまた私が敬愛してやまない大阪梅田で開業されておられる福西歯科クリニック院長福西一浩先生から，慢性歯痛治療の経験を本にしないかとのお話があった．そのとき，従来の「そこにある慢性痛」の本ではなく「これから作られる慢性痛」に対する指南について文字にできたらと思い立った．そしてその思いは……

文末ながら，最高の師であった父，心から恩師と呼べる岐阜歯科大学歯内療法学教室(校名は変わったが，私にとっては永遠にこの名称である)の関根一郎先生，口腔生理学の基礎を教えてくださった朝日大学元学長の船越正也先生，海馬研究の道を開き，さらに休日まで潰して文字通り手取り足取りご指導くださった兵庫医科大学医系物理化学教室元教授で現在枚方療育園医師の秦　順一先生のお顔を何時も浮かべつつ，文字を綴ってまいりました．そして執筆の機会から完成まで多大なエネルギーをいただきました福西一浩先生に，御礼申し上げます．

2018年12月

長谷川誠実

エンド由来歯痛
非歯原性歯痛への歯内療法からの挑戦

CONTENTS

Prologue ─ 8

第1章　エンド由来歯痛という考え方 ─ 11

- 私の前に歯痛があった ─ 12
- 歯痛の難症例に次々と出会う ─ 15
- キーワードは「ある特定の歯」 ─ 22
- 歯内療法で対応する ─ 25
- 痛みの原点 ─ 27
- 痛みのメカニズム ─ 29
- 痛みを難解にするメカニズム ─ 35
- 痛みからみた歯内療法 ─ 37
- 除外診断の重要性 ─ 40
- そして痛みの歯内療法 ─ 41
- 関連痛としての歯痛 ─ 44
- 非歯原性歯痛も歯痛である ─ 48
- 非歯原性歯痛は非歯原性か ─ 49
- 「この歯が痛い，非歯原性歯痛」とは？ ─ 51
- 非歯原性歯痛の診査 ─ 54

第2章　医原性歯痛 ─ 61

- 歯内療法の基本の不思議 ─ 62
- 根管治療は慢性痛の標的を生む ─ 75
- 「完璧な治療」が「エンド由来歯痛」をもたらす ─ 77
- 現代歯内療法に対する慢性痛からの不満 ─ 78
- そして歯内療法は診断に立ち返る ─ 80
- あらためて慢性痛と現代歯内療法の向かうべき方向 ─ 82

第3章　非歯原性歯痛といわれるもの —— 85

　　非歯原性歯痛で最も重要なこと —— 86
　　あらためて非歯原性歯痛とは —— 94
　　非歯原性歯痛とエンド由来歯痛 —— 98
　　問診から非歯原性歯痛を知る —— 104
　　歯痛は苦痛の「よりどころ」 —— 106

第4章　抜髄と慢性痛，そしてエンド由来歯痛 —— 111

　　虚血性歯髄炎による歯痛 —— 112
　　2つの症例の共通点 —— 116
　　問診から診断，症例の解析 —— 118
　　症例1および症例2から学ぶべき点 —— 120
　　2症例のその後の経過 —— 123
　　慢性痛という視点での分析 —— 126
　　抜髄における先取り鎮痛の意義 —— 128
　　抜髄処置が慢性痛を引き起こさないために —— 134

第5章　感染根管治療はエンド由来歯痛を招来するのか —— 137

　　感染根管治療で経験する慢性痛 —— 138
　　現在の歯内療法における問題点を再確認する —— 143
　　問診から情報を得る —— 146
　　後医は名医たらん —— 149
　　不測の事態が感染根管治療と慢性痛を関連づける —— 153

Epilogue —— 158

　　はじめの重大な診断のポイント —— 161
　　なぜ次々と抜髄・抜歯されたのか —— 163
　　問診と処置 —— 166
　　やはりあった「エンド由来歯痛」 —— 168
　　治療開始と次なる問題点 —— 169

索引 —— 172

Prologue

ある日，こんな患者がやってきた……

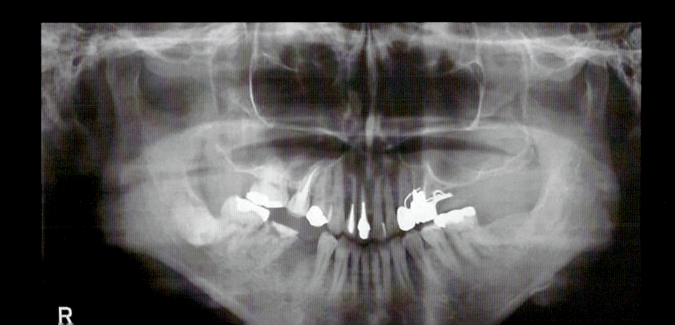

患者は，47歳の女性である．主訴は，6̄の自発痛ということであった．まず歯式をとると，47歳という年齢にしては多くの欠損歯が認められた．
　さて問題の歯は打診には反応するが，痛みというほどのことではない．しかし，根尖部の圧痛を調べようと，根尖部歯肉に触れると，顔をのけぞらすほどの反応を示し，激しく痛むとのことであった．歯肉の接触痛は著しく，本人は「腫れている」というが，視診では腫脹は確認できなかった．抜髄後であるため，根管内にはVitapexによる糊剤貼薬が施されていた．
　現病歴について述べてみると，これはなかなかの歯内療法の治療歴があった．
　はじめに痛んだのは，当該歯の反対側である7̲であった．強い温水痛を認め，その後自発痛に至り，抜髄処置を受けたが，自発痛が解決せず，主治医と相談のうえ，抜歯することとなった．抜歯処置を受けたのが1年前のことである．そのときは，楽になれるのなら抜歯してもよいと感じたそうである．
　さらにその前方歯の6̲に引き続き自発痛を生じたため，同様に抜髄したが，この歯も痛みが取れず，抜歯に至ったのである．さらに7̄に自発痛を生じ抜髄，そして抜歯．
　同様の悲劇は続き，5̄の自発痛のため抜髄後，この歯も抜歯される．そして，今度は5̲に自発痛を生じ，抜髄した．さらに6̄の自発痛を生じ，抜髄に至るも自発痛は解決せず，現在に至る．
　この間，治療にあたった歯科医師は4名，抜髄から抜歯を行った歯科医院には，大学歯学部病院での治療も含まれている．この症例の，当院初診時のパノラマX線写真を示す．

Prologue

これまでの治療経過

① 7| 抜髄，抜歯（診断名不明）
　▼
② |6 抜髄，抜歯（診断名不明）
　▼
③ |7 抜髄，抜歯（診断名不明）
　▼
④ 5| 抜髄，抜歯（診断名不明）
　▼
⑤ 5| 抜髄（診断名不明）
　▼
⑥ |6 抜髄（診断名不明）
　▼
⑦ 疼痛強く，当院を受診

このような患者が来院したとき，
どのように治療すればいいのか？
まずはこの症例を供覧し，
考えていただきたいと思う．

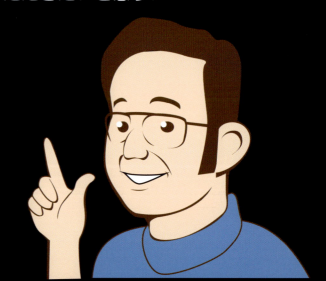

第1章

エンド由来歯痛という考え方

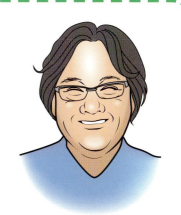

ここに注目！

　長年，歯内療法（とくに根管治療）を行っていると，治療後に原因がよくわからない歯痛を訴える患者さんに遭遇することを経験します．おそらく読者の先生方にも思いあたることがあると思います．
　歯の痛みには，必ず原因があります．そのときにまず疑うことは，根管内の感染が取り切れていないのではないかということで，ゴールもなく，ひたすら根管拡大を行うことがなされます．その結果，痛みが引かなければ"非歯原性歯痛"という診断を下し，しかるべき（？）医療機関に紹介することが通常です．
　"非歯原性歯痛"という言葉をそのまま直訳すると"歯に関係しない歯の痛み"となりますが，その解釈でいいのでしょうか．この章では，"痛み"というものを理解することによって"非歯原性歯痛"を考えるヒントを提示したいと思います．

第1章

私の前に歯痛があった

　1984年に大学を卒業し，大学院に入学した私に与えられた研究テーマは，「抜髄後の歯根膜感覚の変化を調べよ」というものであり，恩師にその研究の趣旨を尋ねると，「抜髄後の理解不可能な歯痛，いわゆる慢性痛を解明したい」とのことだった．その頃は歯科では医科と異なり，慢性痛は未開拓な分野であった．当時の慢性痛は，抜髄したものの痛みの訴えが続き，それが処置の繰り返しでようやく痛みが消えれば，単に長引いた痛みと解釈し，痛みがいつまでも続けば，それは歯の問題ではなく患者個人の問題として不定愁訴という診断名で受けとめる，といった状況にすぎなかった．したがって，大学を卒業したばかりの私には，正直「抜髄後の痛みとは一体どういうものなのか，どのようにして発展していくテーマなのか」と思うばかりであった（図1）．

　たしかに，当時から歯内療法学教室のなかで「ところで，あの患者の歯痛は治ったのか」「いや，まだ痛いといってきかないが，きりがないので，もう根充した」というやりとりは日常的なものではあったし，また，そういう患者は教室の誰もが知る「困りものの患者」に分類されていた．要するに解決しない歯痛は，患者のキャラクターとして受けとめられていた．しかし，卒後すぐの私は，実際にそういった症例に遭遇したわけではなかった．それから2年，大学院3年生のときに，生涯にわたって私の臨床テーマとなるべき難解な歯痛と出会うことになる．まずその症例を提示したい．ただ，残念なことに，当時の私には症例の写真を撮る意識もなかったので，症例の概要のみ紹介する．

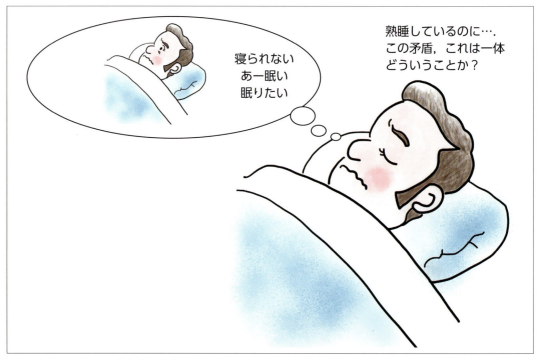

図1　あらゆることに整合性を得られない歯痛．これが歯内療法医としての私のテーマ

症例 1

　患者は，51歳の女性である．主訴は上顎中切歯の歯痛であった．
　症状は，持続的鈍痛の自発痛で，温水痛および冷水痛ともに認め，電気的歯髄診断で有髄が確認されている．さらに打診痛と根尖部圧痛（有髄で根尖部圧痛？）が著明であった．視診で明確な亀裂を認めたが，う蝕は存在しなかった．すなわち，正確な診断を立てるには，それぞれの所見に整合性が得られていない．私はどうするべきか，途方に暮れた．
　結局，自分自身での診断がつかないまま，患者の勢いに負け，とりあえず歯冠部の亀裂からの歯髄感染により生じた「急性全部性化膿性歯髄炎」の診断のもと，抜髄することになった．卒後3年の私には，いまだその程度の診断能力しかなかった．しかも，ここで重要な体験をしているにもかかわらず，私は立ち止まることなく見逃している．それは，局所麻酔後も自発痛が続いていたことであり，それでも抜髄は果たせたのである．そして抜髄終了とともに，自発痛の消失を告げられた．このことに関し，私はむしろ，これで痛みの元が除去できたと解釈していたのである．
　抜髄翌日，歯痛が落ち着いたとの連絡があり，ほっとしたのも束の間，2日後には再び自発痛の出現で救急受診となるのである．このパターンこそ，難治性歯痛，特に歯原性慢性痛に関わる非歯原性歯痛の流れ，いわゆる慢性痛スパイラルのはじまりであった（不思議と非歯原性歯痛患者，持続性特発性歯痛患者は，抜髄すると判で押したように1～2日痛みは消える）．

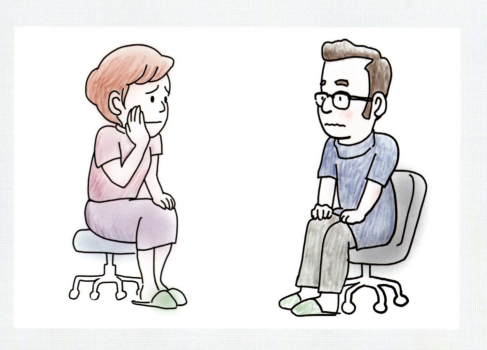

第1章

　ここからの日々は，当時非歯原性歯痛の概念も慢性顔面痛の観念も，それこそ非定型性歯痛（持続性特発性歯痛の旧名称）などといった用語すら一般的ではなく，ひたすら患者の歯痛の訴えに翻弄される時間が堆積されていくのであった．本当にいろいろなことをひたすら試みるも，何ら成果が得られることはなかった．貼薬剤，根尖側基準点の見直し，鎮痛薬や抗菌薬，さらには消炎薬の処方，思いつくことはすべて試したといっても過言ではない．その当時，局所麻酔薬も効かない痛みが，末梢の対応で効果を示すはずもないことなど，思いつかなかった．何せ，われわれの手にする成書や学術雑誌などには，「こうすれば治せる」といった内容しか記載されていなかったのである．あらゆる可能性を考えれば，いつか正解にたどり着けると信じていた私は，まんまとレスキューファンタジー※の真っ只中に入り込んでいったのである．

　慢性痛には必ず負の情動応答が出現する．そのことも知らず，私はただ患者の感情の波に流され続けた．患者の怒り，罵り，不毛な話しあい，挙句が待ち伏せ，ただただ神経をすり減らす日々だった．しかし私には，何がどう痛いのかすら理解はできず，当時すでに存在していた痛みの専門家と称せられる先生にも，すがる思いで手紙を書き，そして指導を仰ぐも，数多くの理論を聞かされるだけで実際に役立つものはなかった．私はこのとき，まず治療の実践があり，それらをもとにして理論が考えられているのであり，理論から治療学は構築できないことを知り，大学人として少しがっかりした．これはそののちの痛み治療を勉強するうえでの礎となった．

　結果的に患者は，「生きているうちは来ない」との言葉を残し，去っていった．その後，患者から訴えるといわれ，実際に弁護士から電話があったが，その電話も「患者の訴えがよくわからない，患者の言葉を弁護士用に翻訳してくれないか」という意味不明なものであった．結局そのまま訴訟には至らなかったが，この一件は，私の心に深い傷を刻み込んだ．

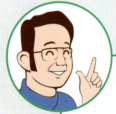

今この患者と出会えば

処置に入る前に問診に次ぐ問診をしたことであろう．たとえば間欠的自発痛であれば，痛みの軽快や増悪の特徴，個々の臨床診査所見に整合性が得られないのなら，痛みの種類を問いただし，抜髄が適応か否かのスクリーニングに力を注いでいたことであろう

※レスキューファンタジー…
　個人の力量や知識には限界がある．しかしながら，治療に対する知識と技術を駆使すれば，もしかしたら治せるかもしれない，という思いにかられ，いつの間にか患者の情動の波に飲まれていくことを意味する

歯痛の難症例に次々と出会う

　その2年後，今度はこういった症例に出会う．その患者は，前年に夫を癌で亡くされた61歳の女性であった．私が出向していた病院の歯科に，「左下の奥歯が痛い」を繰り返しながら，毎日来院していた．一応，出向前に前任の担当から，理解不可能な歯痛を訴える患者がいることを引き継いでいたので驚きはしなかったが，その痛がり方は想像以上であった．患者には失礼ではあるが，もはや「お芝居」そのものだった．実際に天を仰ぎ，虚空をつかみ，痛がり続けた．そして，木製のボールのついたマッサージのグッズで背中をこすり続けながら「歯が痛い」を繰り返していた．それまで歯内療法の授業で学んできた歯痛の概念など通用しない．さて，どう対応するべきか，思い悩むばかりであった．

　同時に，36歳の女性が私のもとに紹介されてきた．その方は⎿7 に自発痛が生じ，どんな治療にも反応しないとのことであった．もう残根状態で，根管内にはお定まりの Vitapex が貼薬されていた．繰り返し歯痛を訴え，とにかく接触痛が強く，診査のためにピンセットで触れることすらできないような痛がり方であった．

　この2人の共通点は，局所麻酔が奏効しないことである．すなわち，この時点で炎症性の疼痛ではないことが示されているわけである．われわれは，炎症以外の痛みの対処法は学んでこなかった．紹介はされてきたが，私の知る歯内療法に，適応となる治療方法は存在しなかった．そこで後者の患者については，あまりにも強い歯痛の訴えにとりあえず入院させ，タイミングよく麻酔科に新設された疼痛制御部に治療の指示を仰ぐことにした．

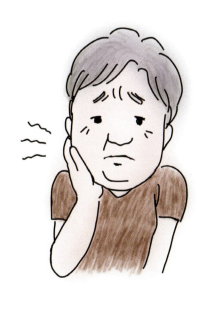
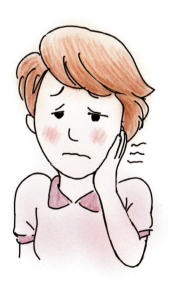

第1章

そして治療方法の指導を受けようと麻酔科を訪ね，医科の世界ではさまざまな痛みが学問体系として確立されていることを知り，愕然とした．まさに未知との遭遇である．われわれ歯科医師は歯痛という痛みの専門医でありながら，ほとんど痛みについて学ばず，医学的背景の貧弱な技術ばかりを学ぶことに，あまりに多くの時間を費やしてきたと恥じ入るばかりだった．このことは，現在の私の痛み治療の原点であり，いまだに歯内療法の講演や講習会の主題の多くが，疾患に対する治療方法の伝授ではなく，画一的な根管拡大・形成から根管充填に至るまでの技術論に終始している現状に疑問と懸念を抱いている．

　この2人の患者は，麻酔科および精神科の先生と一緒に治療し，やがて痛みから解放され，しばしの治療期間を経て解決していくのである．このとき，歯に主たる原因がないにもかかわらず，痛みが歯痛であるかぎり，何と多くの治療部分が歯科医師の責任下に行われるかを思い知った．痛みの原因と考えられる部分については，麻酔科および精神科の先生から歯科治療を要求された．その都度，歯痛の可能性に関してのディスカッションを，どれだけ積み重ねたことか．

　私が痛み治療で悩んだとき，歯科の各分野の先生方にも相談を持ち掛けたが，いずれの先生方も数多い理論を述べられても，「こちらに患者さんを送ってください」という方はわずかであった．そのわずかな先生方も，1回は診査するものの治療を行われることはなかった．そして，再び山のような理論とともに患者が舞い戻ってきた．まだまだ歯痛治療は歯科医師のものになっておらず，歯科医師として痛みと戦うのは孤独である．しかし，孤独では治せない．それがその当時の，私の歯痛治療に対する思いであった．特に顎関節症は，医科からのアプローチも必要であると感じた．歯科医師だけで対応できる治療分野ではないと思われて仕方がなかった．

　それからの日々，本当に多くの歯内療法に関わる難治性の歯痛と対峙し，その都度治療上の専門的人脈開発に努めた．

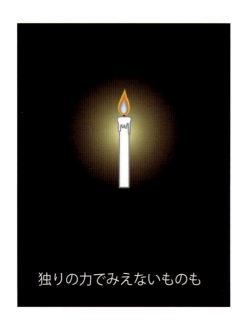

独りの力でみえないものも

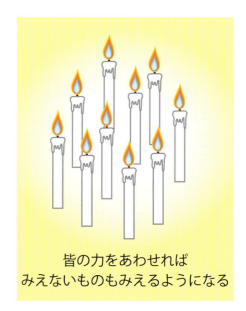

皆の力をあわせれば
みえないものもみえるようになる

1 非歯原性歯痛を知る

　西暦が2000年に切り替わるころ，不可解な歯痛について議論されはじめ，2005〜2006年に至り，徐々に「非歯原性歯痛」という病名が世間に広まりはじめた．しかしその内容は未熟で，医科のペインクリニックの領域にある慢性痛理論を，かなり強引に歯痛に結びつけた記述ばかりで，歯内療法医としてはしっくり来ないものであった．それは非歯原性歯痛という名の，一般的疼痛生理学にすぎなかった．

　現在の「非歯原性歯痛」理論が，非歯原性の枠だけで考えるなら，どれだけ実際に適応可能なのかは疑問である．もし，あの整然とした理論で慢性歯痛が成り立つのならば，もっと慢性歯痛は治癒するはずである．私自身が歯痛治療について執筆する際には，原因不明の歯痛に関して整理するため，まずは解釈しやすい有髄歯の歯痛に考察を加えることからはじめる．しかし，あえて非歯原性歯痛と表現せずに述べると，必ずその治療理論の矛盾点を指摘される．一度でも慢性歯痛を治療した経験があれば，矛盾のない治療など存在しないことに気づくはずである．

　そこで，その矛盾だらけの慢性歯痛治療について，日本歯科保存学会で2006年に「歯髄に疾患を持たない歯髄炎様疼痛」というタイトルで症例報告をした[1]．おそらくは保存系学会で原因不明の歯痛をまとめたはじめての報告だったのではないかと思う．実際の臨床で出会うそれらの疾患に対する病名として，「非歯原性歯痛」という言葉の「非歯原性」という表現に違和感があってならなかった．

　今やスタンダードになったこの病名「非歯原性歯痛」も，その定義すら明確でないままに一人歩きした感がある．たしかに，現在では非歯原性歯痛の内容も十分に整備され，理路整然とはしているが，やはり顔面痛が中心で，あくまで歯痛は関連痛としてしか取り扱われていない．実際，顔面痛治療が該当する専門科目は歯科ではない．顔面痛治療に必要な医学的基盤は歯科医師にはなく，ましてや顔面痛治療に不可欠な精神医学を学んだ歯科医師は皆無のはずである．歯の治療は歯科医師が専門科目であるように，顔面痛の治療は麻酔科が専門科目なのである．それゆえ顔面痛は，ペインクリニックの医師に任せるのが妥当と考える．

　そういった考えを基盤として，非歯原性歯痛はあくまで「歯痛」として把握するべきであると考えた（そのあたりは，2009年の『日本歯科評論』795号に総説として「非歯原性歯痛に対する歯内療法の役割」[2]として記述している）．当然，非歯原性歯痛は存在するが，多くの歯科医師が闘うべき非歯原性歯痛は，本当に「非歯原性」なのか．そのことをまず問いたい．これが私の原点であり，本書の存在理由でもある．

第1章

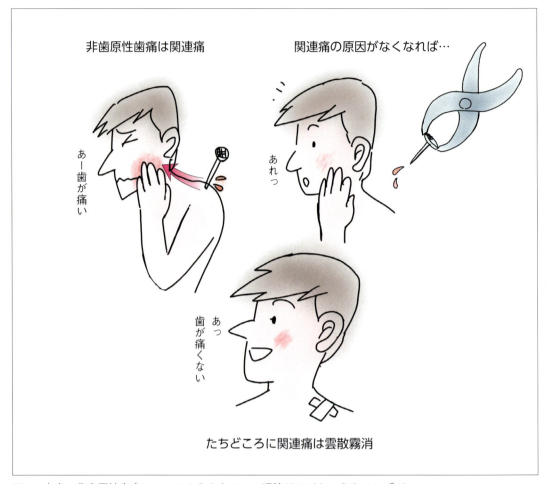

図2 本当の非歯原性歯痛は，このようなもの？ 理論だけだとこうなるはずだ

2 非歯原性歯痛への疑問

　非歯原性歯痛という単語に疑問をもちはじめたのは，歯痛治療の紹介を多く受けるようになってからである．数多くの症例と遭遇するなかで，歯内療法に関わる難治性歯痛，非歯原性歯痛の多くは，整備された非歯原性歯痛の概念が通用しないということを知る．実際に自分でも非歯原性歯痛を経験し，「なるほど歯内療法で問題になる非歯原性歯痛は，これではないな」と実感した．「非歯原性歯痛」は「歯痛」であって単なる「顔面痛の関連痛」ではない，ということを知るのである（図2）．

　この非歯原性歯痛という診断名の問題点に関して，異なる状態の2つの症例を提示し，問題提起をしたい．

　次の症例は，歯内療法の難症例として解釈され，紹介を受けたものである．

症例 2

　患者は，44歳の男性である．
　ある日，夕食を食べていたら左側の上顎小臼歯部に軽い自発痛を自覚した．何となく痛いと思いながら食事を終えた後，スマートフォンを眺めていたら，だんだんと痛みは明確なものになり，鎮痛薬を服用すると，1時間ほどで落ち着いた．しかし翌日も，夕方から歯痛を自覚しはじめ，夕食後には再度明確な歯痛となった．この日も鎮痛薬で何とかおさまったが，その翌日も昼食後に同様の症状を自覚したため，近くの歯科医院を訪れた．
　う蝕はなかったが亀裂があるとのことで，即日抜髄処置を受けることになった．しかし，抜髄後もずっと歯痛を生じるようになり，日常生活にも支障をきたすようになった．その歯科医院で「神経を取ったら余計に痛みがひどくなった」と訴えたところ，抜歯処置をいわれ，転医することにした．転医先ではほとんど処置することなく，別の歯科医院を紹介する運びとなった．紹介病名は「非歯原性歯痛」であった．
　現症は，|4 の自発痛．現在は一日中痛い．うつむいたらかなりな激痛になる．打診応答は明確にあり，歯頸部あたりに圧痛が認められる．紹介時のデンタルおよびパノラマX線写真を示す（2-1，2-2）．紹介状には歯痛の原因が考えられないとのことであった．これらのX線写真をみて，本当に何もない歯にみえるのだろうか．逆にこの状態の歯が痛いことに，私は何の不思議も感じない．
　では，ただの歯内療法の失敗なのであろうか．単なる歯原性歯痛といいきってよいのだろうか．この歯は「非歯原性歯痛」にはじまって，歯内療法処置を受け「非歯原性要素をもった歯原性歯痛」となったのではないかと考える．

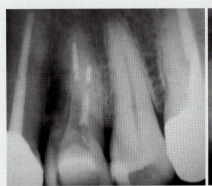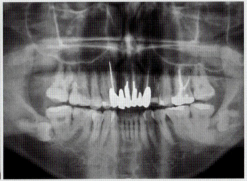

2-1，2-2　当院初診時のデンタルおよびパノラマX線写真
これは単なる非歯原性歯痛ではない．歯根の近心側に明確なストリッピングを生じ，すでに病変が認められる．歯原性歯痛が非歯原性歯痛により増幅されたと考える

第1章

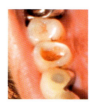
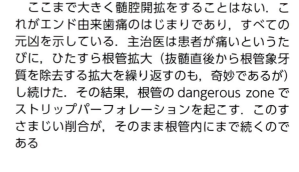

ここまで大きく髄腔開拡をすることはない．これがエンド由来歯痛のはじまりであり，すべての元凶を示している．主治医は患者が痛いというたびに，ひたすら根管拡大（抜髄直後から根管象牙質を除去する拡大を繰り返すのも，奇妙であるが）し続けた．その結果，根管のdangerous zoneでストリップパーフォレーションを起こす．このすさまじい削合が，そのまま根管内にまで続くのである

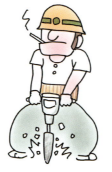

こんな歯内療法が無事であるはずがない

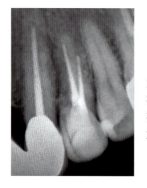

パーフォレーションリペアを行い，アブセスも消失したので，歯痛も治まった．その後，患者の痛みは左側の顔面痛に移行していき，左側の頬の痛みは続いてはいるが，非（？）歯原性歯痛は解決した

2-3 これまでの治療上の問題点と対応

　本症例は，はじめの非歯原性歯痛の段階で適切な診断と処置を受けていたら，非歯原性歯痛として解決していたのかもしれない．不適切な歯内療法が，その疾患における「非」の部分に対する解決の道を絶ったばかりか，おそらくは解決しない「歯原性の慢性痛」を作り上げたものと考える（2-3）．

　この歯痛こそ，本書で考えていく「エンド由来歯痛」にほかならない．詳しくは52ページでまとめている．

　では，病名の一人歩きとはどういうことか．そのことについて，次の症例をみていただきたい．この患者も，「非歯原性歯痛」と解釈され，紹介を受けた症例である．

症例3

　患者は，54歳の女性である．まずはパノラマX線写真をご覧いただきたい（3-1）．紹介内容は，「個々の歯には何ら問題がないにもかかわらず，歯痛の訴えがある．非定型性歯痛（当時の診断病名）ではないか」とのことであった．

　口腔内診査をした結果，いわゆる根尖性疾患を有するもの以外に，6| は歯根破折を呈し，むしろ保存不可能な状態で，破折による外傷性歯周炎※から膿瘍形成まで生じていた．消炎後，抜歯に至るとともに痛みは消えた．

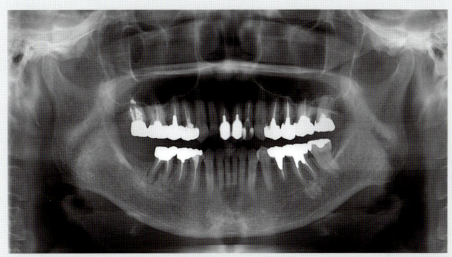

3-1　当院初診時のパノラマX線写真
これが，何も問題ない口腔内だろうか．要治療歯だらけであり，歯原性歯痛といえる．診断が苦手な歯科の世界は，痛みの訴えに多様性を感じると，すぐに「非歯原性歯痛」となる

※外傷性歯周炎…
　歯冠部や歯根の亀裂や破折，あるいは穿孔などにより生じた歯周組織炎に対する適切な病名が存在しない．咬合性外傷と紛らわしい病名ではあるが，私は歯冠部や歯根の器質障害に起因した歯周組織炎を外傷性歯周炎と名づけている．もし歯内療法が痛みを念頭に置いて診断を考えていたら，もっとこういった診断名が整備されていたにちがいない（かつて母校の病理の教授に適切な診断名としてどのような名称がよいかと教えを乞うたところ，この病名を示唆していただいた経緯がある）

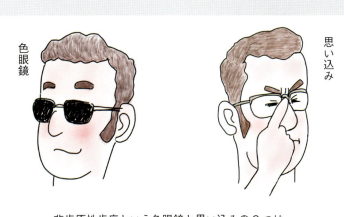

非歯原性歯痛という色眼鏡と思い込みの2つは，
診断のうえで最大のヒヤリハット

第1章

キーワードは「ある特定の歯」

「非歯原性歯痛」の診断名がこの世になければ，この患者の患歯を見逃すことはなかったであろう．これが「定義すら曖昧なまま病名が一人歩き」したことの証拠である．

非歯原性歯痛という単語からは，この診断をされた症例に歯原性歯痛が関わってはならない．しかし，これは「定義」という学問的制約のうえでいえることであって，実際の臨床を定義で割り切ることはできない．非歯原性歯痛は，本当に「非歯原性」なのか．このような考えをもった契機は，慢性歯痛治療を自らの主題として臨床を開始し，ほどなく抱いた疑問に端を発する．

一般的に歯内療法を専門とする私のもとに紹介されてくる患者の非歯原性歯痛は，（ある特定の歯を）抜髄した後，「歯痛（打診痛）が取れない」あるいは「しみる症状が取れない」，また，（ある特定の歯を）再根管治療をしたが，「歯痛の改善がない」「むしろ歯痛が強くなった」といったものがほとんどである．このことは，おかしくはないか？　非歯原性歯痛における歯痛は，関連痛ではなかったのか？

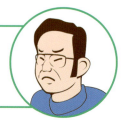

ここでのキーワードは，「ある特定の歯」※ということである．

もし非歯原性歯痛が「非歯」（歯が原因ではない）ならば，生じている歯痛は関連痛なので，明確に痛む歯を特定することができないという性格があるはずである（図3）．このことは，エンド由来歯痛を考えるうえでの最重要な事柄である．

それに関して，再び2つの症例を提示する．

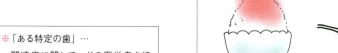

※「ある特定の歯」…
　関連痛に関して，どの医学書を紐解いても記載されていることではあるが，容易に提示できる特徴が，「痛む部分を，ココと指させない」ということである．もし，歯に問題がないのなら，非歯原性歯痛に「この歯が痛い」ということはないはずである

図3　「このあたりが痛い」のが関連痛
　関連痛の代表的な疼痛は，かき氷を食べたときの頭痛．痛む頭痛部位に再現性はない．となれば，非歯原性歯痛における歯痛は関連痛ではなかったのか？　いや，特定の歯が痛いのは，歯も悪いからではないか

症例 4

患者は，51歳の女性である．7┘の抜髄をしたが診断名はない，自発痛が取れず，日常生活に支障ありとのことであった．

これまでの経緯は，紹介状から読み取れなかった．患者から聴取した内容では，はじめ6┘が痛むといって近くの歯科医院を受診したところ，即日に抜髄処置を受けたとのことである．抜髄処置を受けたが痛みが取れないと告げたところ，7┘の抜髄に至ったとのことである（4-1，4-2）．それでも痛みが取れないといったところ，これは「非歯原性歯痛」だといわれ，紹介状を手渡されたとのことであった．

現症は，6┘7 ともに打診反応あり（痛みというほどではない），自発痛は鈍痛がずっと続き，非常に耐えがたい．特に夜間痛が強く，起床時は比較的楽である．

※特発性歯髄炎…
特に異常の認められない歯が，突然激烈な急性歯髄炎様の症状を訴える場合に与えられる病名（歯科医学大辞典．医歯薬出版，1989）．象牙質粒の増大あるいは石灰沈着の増加に伴い，神経線維が圧迫されて，時に激しい神経痛様の痛みを起こすことがあり，このような歯髄炎を特発性歯髄炎と呼ぶ（歯内治療学．医歯薬出版，1983）

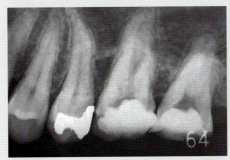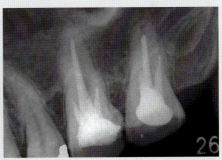

4-1，4-2 抜髄前後のデンタルX線写真
推測するに，鼻咽腔性疼痛が特発性歯髄炎※に関連痛を生じていたところに，抜髄処置を行ったのではないか．根管形成時に根尖孔を破壊したと思われる．根管充填後のデンタルX線写真をみれば，根尖孔破壊の跡がよくわかる

第1章

症例5

　患者は，53歳の男性である．下顎左側大臼歯あたりの自発痛を訴え近くの歯科医院を受診したところ，即日に 6⌋ の抜髄処置を受けた．痛みはむしろ強くなった旨を告げると，7⌋ の抜髄処置を行ったとのことである．それでも自発痛が改善せず，歯痛の訴えをしたところ，次は 7⌋ の抜歯（！）処置を行ったとのことである．それでも痛みは取れず日常生活に支障をきたし，休職にまでことは及んだ．

　現症は，個々の歯に打診などの応答はなく，症状は自発痛のみであった（5-1）．歯痛は左側の下顎あたりに認め，ラーメンなどを食べると特に強化する．鎮痛薬も効果を示さず，痛みは持続している．

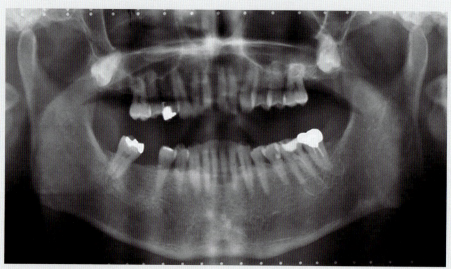

5-1　当院初診時のパノラマX線写真
6⌋ が，抜髄後も痛くてたまらない．ただし，そこに至るまでに多くの経過・経緯があった

歯内療法で対応する

　この2つの症例で異なる点はどこにあるのか．**症例4**は 6 7 が痛い．**症例5**は，下顎左側大臼歯あたりが痛い．ちなみに両者とも大学病院の疼痛制御科（ペインクリニック）を経過しての紹介で，慢性の顔面痛の診断がついている．麻酔医から歯痛の対処に協力してほしいとのことで，治療がはじまった．

　では，特定の歯の痛みと，特定の歯ではない痛みとの間に，一体何が存在するのか．**症例4**は根尖破壊を伴っており，**症例5**は根尖側基準点設定が極端にアンダーで，いうなれば根尖部に関しては歯内療法処置を施していないに等しい（**図4**）．この症例の間に存在することこそが「エンド由来歯痛」なのである．

　ここで考えてほしい．われわれ歯科医師が対応するうえで治療に苦慮するのは，患者が「この歯が痛い」ということにあるのではないか．何気なく開始した抜髄，感染根管治療を施した歯が痛みはじめ，しかも痛みが取れないことが一番問題なのではないか．自分が施術した歯の問題でないかぎりは，最終的には責任は自分にはない．「そのあたりが痛い」という現症から，もしそれが本当に関連痛なら，患者からの納得を得るのは容易なはずである．

　したがって，**症例4，5**で主張したいことは，「だから安易に歯内療法に着手するな」ではなく，まったく逆で，

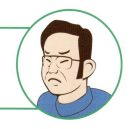

> 問題視される（特定の歯に生じた）非歯原性歯痛には歯内療法で戦え

ということである．「エンド由来歯痛」を解決するのは，やはり歯内療法である．

　症例4は，これからも本書の随所に登場する「外傷性歯周炎」，すなわち根尖部の器質障害で，「エンド由来歯痛」の主となる疾患である．人為的に破壊された歯質の保護を考えた歯内療法が必要となる．いわゆる「非歯原性歯痛」のなかの「歯原性歯痛」である．

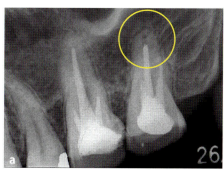 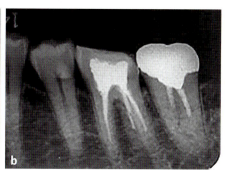

図4 症例4，5のポイント
　根尖部を凝視してほしい．「この歯が痛い」という関連痛は，根尖周囲組織に何らかの障害を有する（症例4；aの黄色の丸）．それに対し，「このあたりが痛い」という関連痛は，歯周組織に何の問題も認めない（症例5；b）

第1章

症例5は「非歯原性歯痛」の関連痛としての歯痛で，この場合は抜髄処置に問題を見出すより抜髄時の歯髄の診断が重要なポイントとなる．抜髄時診断と抜髄処置施行とのずれが生み出す歯痛である．ただ，その診断に至る推論が正しいかどうかは，自らの手で根管再治療を行ってみないと判断できない．

症例4，5ともに，歯内療法を行わないことには，歯痛の判断はつけられないといいたいのである．

これから順次，こういった問題について私なりの解釈を加えていきたいと考えている．

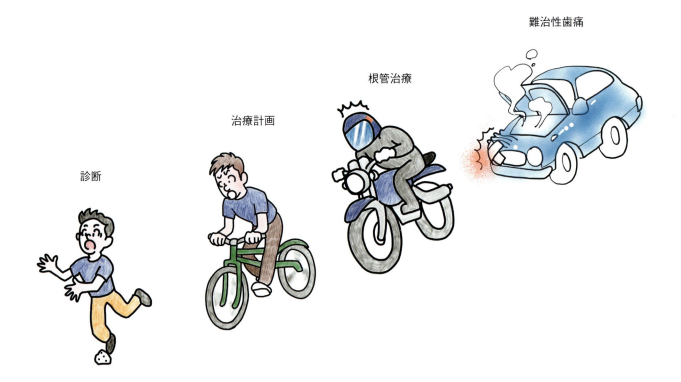

はじめは曖昧な診断，そして次に根尖側基準点の設定ミス？　はじめは小さな誤ちが，次々と大きな疾患への扉を開けていく．
歯内療法は後戻りのできない治療学．一つの小さなミスの取りつくろいには，大きな歪みを生み出していく

痛みの原点

　痛みというものは，大きな役割を担った重要な生体の機能の一つである．痛みがなければ人は生きてはいけない．痛みは生体にとって必要欠くべからざるもので，そのメカニズムには膨大な研究があり，種々の学説による理論背景も確立している．

　さまざまな痛み学説があるなか，痛みの根源は2つの説で説明できるものと考えている．私自身，映画『愛と死をみつめて』の予告篇が忘れられないでいる．それはこういったものだった．「じっとみつめておれぬものがある．太陽と死と」．これこそ痛みの本質を突いたものと思えてならない．なぜ太陽がみつめておれぬのか．それは一定の許容を超えた強度知覚であるからである．音でも光でも，知覚受容器の許容範囲を超える強度があると，それは痛みとなる．そして死はなぜ痛みとなるのか．それはある一定のパターン，すなわち人の死はつらく，心を痛くするという，心痛のパターンに合致するからである．

　強度とパターン，これが痛みの根源と考えてよい．では痛みはなぜ必要なのか．それはこれ以上損傷の強度を増さないように，また損傷をひどくする状況を与えないように，安静を強要するために存在するわけである．侵害性がそこにあれば痛い，という生体の公式があることで，生体は痛みがあればそこに侵害性が存在することを知るわけである．この公式のなかで，生体は身の安全を確保する．

　では，こんな大切な「痛み」をなぜ人は，いや生物は嫌うのか．それは苦痛であるからにほかならない．もし痛みを苦痛と感じなければ，また苦痛な痛みというものが存在しなかったら，生物はおそらく寿命を全うすることはできないであろう．そして，もしそんな苦痛が，生体を保護するための警報の役割を離れて存在したら，どうだろうか．ただ生体を苦しめるだけのものとなる．その痛みこそ「慢性痛」なのである．

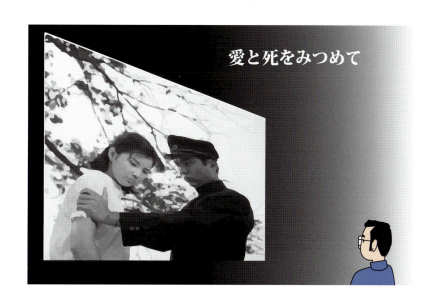

第1章

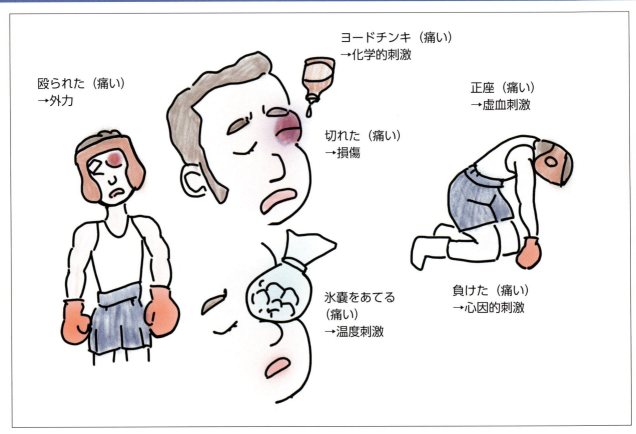

図5 さまざまな「痛み」

　ここで侵害性と痛みの関係について簡単に説明しよう．
　まず，侵害刺激とはどんなものがあるのかについて触れてみたい（図5）．簡単に項目で表現すれば，物理的外力，圧，損傷，打撲，熱，冷，化学物質，虚血などがあげられる．そこに心理的ストレスが加わり，痛みを修飾する．歯痛はまさにこのほとんどが関わるが，通常の歯痛は誰でも対応可能な直接的侵害性，すなわち歯科分野における物理学的な痛みと考えられるので本書では触れない．一方，本書で考察を加える慢性の痛みの可能性としては，圧，損傷，虚血といった項目があげられる．

痛みのメカニズム

多くの本が痛みのメカニズムを詳細に説明しているので，本書ではできるかぎり臨床的に，非歯原性歯痛を考えるうえで必要なことのみを論じることにする．

では，何が大事か．歯の痛みに焦点を絞り，痛みの原因から話を進めたいと考える．歯内療法に関わる痛みを知るうえで重要なことは，まず発痛物質の働きである．これだけは，たとえ難解でも絶対に知識としてもっておくべきである．

1　痛みを考える

痛みを考えるとき，はじめに念頭に置くべきは，組織の損傷である．組織損傷は，直接侵害刺激を加えるわけで，当然のことながら痛みに関与する．神経線維への直接の侵害性は，急性痛以外の何ものでもないので，この場で論じる問題ではない．組織損傷は，細胞損傷を意味し，細胞損傷は，まずATP※を遊離することから痛みは開始する（図6）．

ATPは，プロスタグランジンの遊離を招来する．プロスタグランジンは，それ自体が発痛物質であるとともに，さまざまな発痛物質の後押しする力を有している．組織損傷により生じるブラジキニン※やヒスタミンなどもプロスタグランジンの力を借り，痛みへとつながる．組織損傷により出血すれば，血液そのものも発痛物質のブラジキニンを産生する．すなわち損傷による炎症応答は，最も基本的発痛源となることはいうまでもない．さらに切断された神経からは，サブスタンスPやカルシトニン関連ペプチドを遊離する．これらは血管の透過性を亢進させ，血漿の滲出を促し，炎症応答も疼痛も増加させる．

また，歯髄というものは非常に特異的な構造をしており，硬組織に囲まれた神経，脈管の集合体であるということは，すでに痛みを生み出すことを前提とする組織構造といえるのではないだろうか．咬合による根尖部での脈管の圧迫や炎症時の腫脹に起因した内圧亢進による歯髄内の脈管の圧迫から，歯髄は虚血状態に至る．虚血は乳酸を蓄積させ，ブラジキニンがここでも産生されることになる．

咬合は，根尖から出入りする歯髄の脈管を圧迫するだけでなく，次の瞬間圧迫を開放する．すなわち，脈管は，咬合により圧迫された後，開口により圧迫が解放されると，当然のことながら急激に拡張する．血管の拡張は，血管外皮伸展を促す．すると，血管外皮細胞に多数存在する自由神経終末が伸展することでも疼痛が出現する．そしてこの自由神経終末の伸展

※ATP（アデノシン三リン酸）…
　生体内にまんべんなく存在し，生体のあらゆる活動に関与している．このことからATPは，生体活動の「通貨」と称されている．たとえば，痛みについて考えると，組織が損傷を受けることで細胞からATPが遊出し，侵害受容器のATPレセプターに作用し，痛みを生み出し，さらにプロスタグランジンを遊離するのである

※ブラジキニン…
　炎症性疼痛に密接に関与する生理活性物質．血管内皮と平滑筋への作用が有名であるが，自由神経終末を刺激し，疼痛を生じさせる．発痛作用は，かつて最強といわれたセロトニンの数倍との説もあり，また痛みの特性が灼熱痛に属するとされている．また，ブラジキニンは炎症反応の増強作用が強く，種々の発痛物質と協働する

第1章

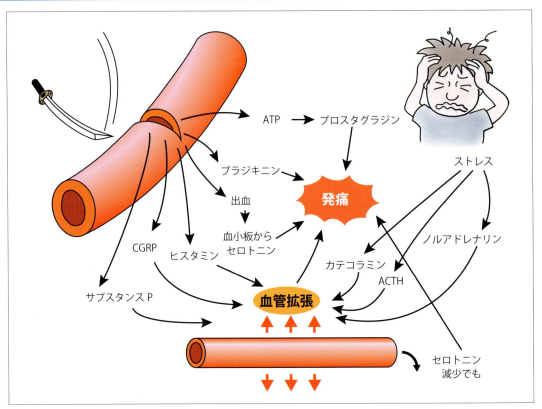

図6　痛みはこうして作られる

は疼痛を発するだけではなく，神経末端からCGRP（カルシトニン遺伝子関連ペプチド）やサブスタンスPを遊離させる．炎症による歯髄内圧の亢進も直接神経圧迫を呼び，痛みを招来するだけではなく，歯髄内にCGRPやサブスタンスPの産生が促されるのである．

　痛みは，これら活性物質によるメカニズム以外に，心理的な要素や肉体的ストレスの要素も大いにある．ストレスがどのようにして痛みにつながるのか，そのメカニズムに関しても考えてみたい．まず，さまざまな原因をもった広範囲なストレス要因は，ノルアドレナリンの分泌やACTH[※]の遊離を生じることになる．これらは自律系に関与し，自律系の活動はそのまま疼痛のサイクルに入り込む．そして，ストレスはストレスホルモンであるカテコラミンの分泌を促し，疼痛を増強するのである．たとえば，雨が降った，台風が近づいたなどによっても，人の体はノルアドレナリンを産生し，疼痛を増強するのである．「雨が降ったらリウマチが痛い」は，科学的エビデンスをもつのである．この痛みの一連の現象を，図6にまとめた．

※ ACTH…
　Adrenocorticotropic hormoneの略で，下垂体から分泌される副腎皮質刺激ホルモンを意味する．ACTHが分泌されると3種類（糖質，鉱質，アンドロゲン）の副腎皮質ホルモンの遊離を促す．種々のストレスが身体の負荷として作用すると，ACTHが分泌され，副腎皮質ホルモンを遊離し，その働きにより，ストレスから身体を守るための身体応答，すなわちストレス回避として有名な「闘争」か「回避」の態勢を整える準備に入る．副腎皮質ホルモンはその結果，抗炎症，血圧，血糖値のコントロールを行い，痛みという危機への対処を行うのである．歯痛とストレスホルモンの関係は，ぜひ私の研究論文[6]をお読みいただきたい

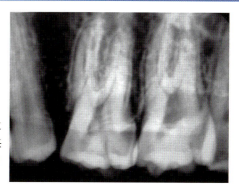

図7 抜髄前のデンタルX線写真
エナメル質の咬耗と，髄室内にDenticleの存在が確認される．咬合由来により歯髄に微弱な炎症（充血）を繰り返していたことが推測される

たとえばこんな症例がある．

患者は34歳の女性である．6̲の自発痛を主訴に近くの歯科医院を受診したとのことである．当初は，患歯は熱いものがしみる状態で，そのときも近くの歯科医院を訪れたが，歯科医師からは「しみるのは冷たいものにであって，熱いものにはしみない」とのことで，処置はなかった．そのうち冷たいものにもしみはじめたので，もう一度受診すると象牙質知覚過敏の病名で薬を塗ってもらったとのことである．ところが症状は全く改善せず，やがて自発痛を呈した．そこで，再び受診すると歯の神経の炎症とのことで抜髄処置を受けた．ところが冷たいもの，熱いものにしみる症状は改善せず，2年を経た今も日常生活に支障をきたしている．

この抜髄前のデンタルX線写真を入手したが（図7），患者は開閉口時に50cm離れていても聞こえるクリック音を呈するほどの明確な顎関節症で，歯髄内にDenticleが認められる．このことから，患者はTCH※を有しており，患歯はクレンチングによる歯髄内の虚血性歯髄充血（前述した咬合により生じる脈管の圧迫，解放の繰り返しにより，CGRPやサブスタンスP遊離による歯髄充血）から症状を呈し，これらによる歯髄充血は神経原性炎症※であるため疼痛の末梢感作を生じ，抜髄後も歯痛を記憶していたものと推測される．

次に痛みの伝達であるが，神経線維はA,B,C（あるいはⅠ，Ⅱ，Ⅲ群）に分類される．このなかで歯痛に関与するのは，Aβ線維，Aδ線維，C線維となる．それぞれの役割は明確で，Aβ線維は触圧覚，Aδ線維が一次痛（アッ，痛い），C線維が二次痛（あー痛い）となるわけであるが，Aδ線維の単純な一次痛と異なり，C線維はややこしい．

C線維はポリモーダル受容であることから，痛みだけでなく組織の状態，pHの変化や損傷の程度など，なぜ痛いのかを中枢に伝える．C線維が自律神経の節後線維であることを考えると，C線維の関与が疼痛の自律系への密接な関係を意味し，そこに歯髄痛の記憶中枢に直接関与する痛みが重なると，歯痛というものが単なる痛みとしてすまされないことは想像できる．C線維は，痛みだけではなく，痛みの不快さも同時に伝えるのである．さらに，繰

※ TCH (Tooth contacting habit)…
人の安静にしている上下の顎間には安静空隙という間隙が存在する．そして10〜15秒ごとに上下の歯を接触させ，筋紡錘の伸展受容器としての機能をリセットしている．その結果，人の歯は1日に15分程度しか接触しない．ところが，長い間接触する習癖を有すると，筋紡錘は機能しなくなり，咀嚼器官に変調をきたす．そして顎関節症や筋性の疼痛など，さまざまな咬合病を招来することになる

※神経原性炎症…
神経ペプチドによる血管系の炎症を意味し，知覚神経からサブスタンスPやCGRPが遊離し，種々の多彩な神経伝達に関与する炎症である

り返し刺激を受けることで，Wind up 現象（126 ページ参照）という刺激応答の加重を生じる性格をもつ．Aδ線維は，痛みを警報として伝えるが，C 線維は，痛みを苦痛として生体のなかに定着させようとする働きをもつのである．そして，それらをコーディネートするのがAβ線維で，Aβ線維は自発的疼痛を生み出す原点なのである．Aδ線維とC線維，そしてAβ線維のハーモニーが，単なる警報として存在していた痛みを，難解でさらに不必要で理解不可能なものに変貌させていく．

さらに，理解不可能な歯痛に関して考察してみたい．今までいく度となく侵害性と歯痛の関係について述べた．では，侵害性がなくとも痛むとはどういう状態か，それを神経痛と理解すればよい．歯痛を自覚する神経線維はAδ線維とC線維であり，それらの神経活動を統制するのがAβ線維である．Aδ線維やC線維などの痛覚神経のみで痛みが構成されていれば，痛みはもっと単純になっていたものと思える．すなわち，このAβ線維の関与が，慢性痛を生み出すことと関係するのである．

2　人は実はいつも痛い

生体が侵害刺激を受けると，それを表現する必要があり，痛みとして表現された結果，痛みが生み出されることになる．痛覚神経はそのために存在し，痛みが必要なときのみ痛覚神経としての活動をしているように考えがちだが，実際は始終自発活動を行っているのである．

ものを持てば掌が痛み，道を歩けば足の裏が痛む．風を受ければ顔が痛く，水を飲めばのどが痛い．ただ，それらによって生じる痛覚神経の自発活動は，一次求心路で完結し，二次への伝達が行われないため，それらの刺激は侵害刺激とはならず，痛みとしては認識されない．だからこそ，ものを持ち，道を歩き，風を平気で受けられるわけである．その二次への伝達を調節するのがAβ線維である．

Aβ線維が一次求心刺激を二次へと進むべきか進まざるべきかを選別し，痛みとして必要のない場合は，一次から二次に通じる門を閉じるのである．そういった普段のAβ線維の自発活動が，Aδ線維，C線維の自発活動の二次への伝達を遮断する働きに関する理論を，ゲートコントロールセオリーと称しているわけである．怪我をして痛む（Aδ線維，C線維）とき，周囲をさする（Aβ線維）と痛みが和らぐ，あの理論である．ところがAβ線維は脆弱で自己主張が希薄である．このAβ線維の活動は，実は簡単に抑制されるのである．

このゲートコントロールには，神経伝達物質であるサブスタンスPやストレスホルモンであるノルアドレナリン，鎮静物質であるセロトニンなども関与している．ここに，もう一つの痛みのコーディネーターである「心」の入り込む余地がつくられるのである．すなわち自己中心的な性格の人が，自身に対して病識※というものを感じたとき，その思いは多大なストレスとなって心を責め立てる．治療に際し痛みを自覚し，その後一日中痛みについて考

※病識…
　　自己の病的な異常体験，異常行動について，それが病的である，あるいはあった，という判断，洞察（最新医学大辞典．医歯薬出版，1994）

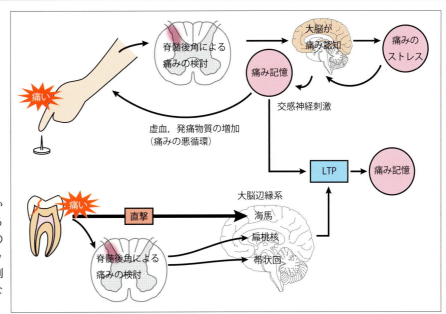

図8 痛みの記憶
歯髄の痛みは，その理由は定かではないものの，海馬を直撃する種類のものであることを，自身の研究であきらかとしてきた．ラットの実験ではあるが，前肢皮膚刺激では海馬直撃を生じることはなかった

え続ければ，もはやゲートコントロールは働かなくなる．心が歯痛を作る側面の一端がここにもある．痛みには，どうしても情動の問題と人の性格の問題が関わる．

もう一度，歯髄に目を向けてみる．歯髄はAβ，Aδ，C線維に自律神経まで含む神経の集合体である．歯内療法は，そのような神経の集合体を挫滅切断する行為なのである．しかも抜髄という行為は，歯髄に生じた炎症のピークで行われることを考えていただきたい．それだけに，歯髄炎だけでも解釈困難な疼痛メカニズムを有するうえに，抜髄という神経切断処置が執り行われる歯内療法が，いかに重大な手術処置かということを主張したい．しかも，抜髄処置は，神経組織の末梢においてだけでも難解な現象を抱えるうえに，末梢にとどまらず，中枢にも影響をもたらすのである．

1987年，私は抜髄することにより脳幹のSomatotopy（機能局在の再現地図）の崩壊を招来し，その結果，歯根膜感覚が鋭敏になることを臨床的に証明した[3]．抜髄は中枢にとっても一大事なのである．これを考えあわすと，歯内療法の抱える神経学的複雑さ，困難性は，臨床家なら十分に理解しておいてほしいところだ．抜髄処置を行うことで生体はどのような侵襲を受け，その結果，治癒に向かうのか（向かわないのか）を，もっと掘り下げて知るべきである．その意味においても，抜髄処置を単に機械論的，方法論的にとらえる今の歯内療法のあり方は，少なくとも変えていかなければならない．

痛みというものは，損傷した組織を守ろうとした，さまざまな生体応答の総動員であることは忘れてはならない．痛みは正しく経過すれば，侵害性がなくなると消失する．しかし，組織治癒に伴う痛みの退場に際し，この退場の花道を与えられず，痛みの怒りの回避※に失敗することで，痛みが居座る．すなわち痛みが長引くということは，痛みの去り場を与えることの失敗を意味するのだから，慢性痛が難解かつ困った存在であることは，いうなれば当然のことなのである．

第1章

そして，もう一つの痛みの問題は，痛みの恐怖記憶である（図8）．

痛みの記憶の流れのなかにある痛みの遷延，いわゆる慢性痛に関することを説明したい．先ほど述べた「侵害性によって痛みが出現する」という正の関連ではなく，侵害性を除外して痛みのみが独立してしまった状態を「慢性痛」と称するわけであるが，歯髄の痛みは特にこの慢性痛となりやすい．歯髄痛は本質的に慢性痛としての性格を有するのである．

私は自身の研究により，10年以上にもわたり継続的に，歯髄痛の恐怖記憶と情動応答について報告してきた[4〜6]．それらのなかで，歯髄痛が記憶中枢である海馬を直撃する種類の痛みであること，歯髄痛が痛みのフィードバックにも関与することを確認してきた．さらに，歯髄の痛みは慣れ（Habituation）を生じない痛みであることもあきらかとした．そして歯髄痛が，大脳辺縁系の海馬に長期増強（LTP※）をもたらすことも確認し，報告してきた[7]．歯髄痛は，決して忘れることのない恐怖記憶として，確実に中枢に刻印される痛みに属することは，あきらかなのである．したがって，歯髄の痛みは他の部分における痛みと性格を異にすると考えて間違いない．

一方，歯髄痛は，いったんストレスホルモンの遊離を促すが，繰り返し与えることで今度は一転してストレスホルモンの遊離が抑制される．このことは，歯髄痛が繰り返されることでストレス鎮痛として減弱していくことを意味するのではなく，歯髄痛と報酬系の密接な関係を歯髄痛が海馬を介し，大脳辺縁系に働きかけ，痛みに対する情動応答に強く関与することを示し，意味する[6]．記憶と情動，この組みあわせから歯髄痛は恐怖記憶になるのである．

一般的に痛みの記憶は，強く長いほど生じるという原則があり，この規定から考えると，歯痛はそれほど大きな痛みには属さない．すなわち，歯髄痛は痛み強度というより，痛みの種類として記憶しやすいということが特徴といえる．また，歯髄の痛みは，歯の亀裂や知覚過敏，ほかに咬合由来の虚血性歯髄炎（神経原性歯痛）などの原因も考えられ，これらの痛みは，痛みそのものの程度は千差万別であるが，強度の問題以上に，何より経過がきわめて長く，その結果，長期にわたり海馬に直接関与することで日常的に痛み記憶を生じやすいと考えられる．さらに長期の軽微な刺激は，C線維によるWind up現象も引き起こす．つまり，歯髄痛は中枢のみならず，末梢の痛み特性の観点のうえでも感作を生じやすいことを考えあわせると，歯痛は他の疼痛よりも確実に記憶しやすい痛みに分類されることを強調しておきたい．

この痛みのメカニズムは歯性の慢性痛に対する理論に，「エンド由来歯痛」の問題点を示唆するものである．「エンド由来歯痛」こそ，長期にわたって種々の強度の痛みを供給し続け，ほぼ完全解決することなく中枢を，そして末梢を痛めるものにほかならないのである．そして，その歯原性慢性痛は非歯原性歯痛へとつながるのである．

※痛みの怒りの回避…
組織損傷（歯内療法領域で考えれば，抜髄などはその最たるものである）による痛みは，組織の治癒とともに消え去る道が与えられる．それは炎症における治癒期の組織変化であるが，たとえば歯質の穿孔などによる回復不可能な障害，根尖破壊に伴う組織破壊により生じる瘢痕化などは，痛みの遷延の原因となる．これが退路を断たれた「痛みの怒り」にほかならない．早期に適切な処置を行い，痛みの怒りを鎮めないと，痛みは組織損傷に対する反応の立ち位置から独立し，われわれの前に仁王立ちするのである

※LTP（Long term potentiation）…
神経細胞間伝達が同時刺激により増強される．その増強が長時間持続する現象を意味する．この神経伝達増強の現象が，海馬研究のなかで発見されたことから，記憶のメカニズムの一つとして受け入れられている

痛みを難解にするメカニズム

　これまでの内容からすると，歯内療法処置をした歯は，すべて本質的に慢性的歯痛を有することになる．しかし，このような炎症や組織的な侵害受容性の変化は，人の体では日常的に生じていることである．それゆえ，神経因性疼痛を抜髄処置とイコールでつなげるのは，理論に偏ったものではないだろうか．

　これら歯内療法に伴う神経学的変化は，多くの場合，組織の許容によって日常的感覚のなかに埋没してしまい，ほとんどの歯内療法治療歯は，痛みを自覚することなく経過するはずである．歯内療法処置によっても，たしかに神経因性疼痛機序は働く．しかし，それが直接慢性痛，神経因性疼痛として，抜髄によって生じた神経断端腫が引き起こす自発痛であるという論理には，理論的妥当性は十分であるが，歯科臨床の観点からは少々無理がある[8]．たしかに，神経断端は知覚としては過敏になる．しかし，治癒に伴う断端腫の変化，神経求心路の萎縮などにより，多くは直接的疼痛原因となることを回避する機構が生体に存在する．私が主張するのは，歯内療法処置によって現れたこれらの組織的疼痛受容の変化は，直接神経痛として生じるのではなく，患歯の知覚として微妙な変化を生じるということなのである．その微妙な変化が大きいほど，問題を生じやすいことはいうまでもない．

　顔面痛が発生した場合，その痛みの範囲のなかに存在する歯に痛みを自覚させる．歯を含む広い範囲の痛みは，痛み主張としては弱く，強く痛みを主張するためには，もっと局所的な痛み表現の場を必要とする．その場合，歯内療法処置により生じた微妙な知覚変化がある歯は，軽微であれ知覚の閾値が下がっているため，強い痛みの発生に利用されやすくなる．したがって，知覚閾値の低下が強くなればなるほど，利用頻度が上がるということである．これが歯内療法処置を受けた歯の多くに非歯原性歯痛という関連痛を惹起させる現象の説明として，最も理解しやすく，そして有力なものであると考える．

　日々，歯科医師が最も頭を悩ませる非歯原性歯痛を，一般的慢性痛メカニズム（よく成書でみかける，神経損傷後の種々の神経因性変化）から説明することは，理路整然とはしているが，歯内療法処置は「非のうちどころのない」前提の理論のような気がする．実際の歯内療法は「非」だらけなのである．すなわち歯内療法処置を加えるということは，多くの問題を歯に与えることでもある．もう一度，日常臨床で遭遇する原因のわからない歯痛を想起してもらいたい．われわれが悩む実際の非歯原性歯痛は，「関連痛」であり「歯痛」である．だからこそ，非歯原性歯痛に対する歯内療法の治療目標は，歯内療法処置により他の歯と異なってしまった知覚を，どうすれば他の歯の知覚に近づけるか，ということに行き着くのである．

　ここで，話を歯内療法の観点に転換してみたい．

　歯内療法の一部には，抜髄に代表される神経損傷を伴う一面も存在する．また歯髄自体，加齢や外的刺激により退行性変化を生じたり，咬合により神経原性炎症をつくりあげたりする組織でもある．とにかく歯髄は落ち着かない．多くの成書に登場する神経線維の混線や神

第1章

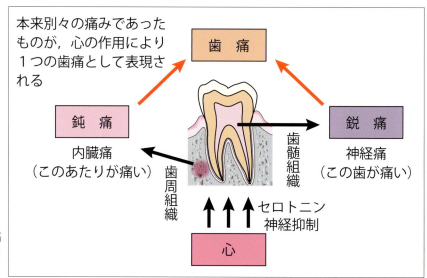

図9 心が関与すると，歯に起こる痛みのメカニズムすべてに関わり，さまざまな痛みを呈していく

　経損傷後の後根神経節の発芽現象が大いに関与することも十分理解できるが，それより歯髄神経はすべての種類の知覚神経と交感神経が集合してできあがったものであることが重要なわけである．すなわち，性格の異なる神経線維がそれぞれの形で痛みを主張し，歯髄切断後のさまざまな現象によりそれぞれの神経線維の反応を示し，それらの神経線維の発する声が集まって知覚変化に影響を与えるのが抜髄という行為なのであるが，そのようななか歯内療法に普遍的につきまとう根尖の損傷，過剰な根管壁の削除，根尖孔外の刺激が，慢性痛という視点からは非常に大きな問題なのである．

　抜髄という神経挫滅によって生じる神経断端の塊なども，種々の神経線維が集まってできたもので，知覚神経と交感神経が一緒の塊になって存在する．そこに根尖部の器質障害があればどうだろう．交感神経優位の知覚認識となってしまうにちがいない．そして交感神経は，日常的にノルアドレナリンを遊離していることを考えると，さまざまなストレスホルモンが遊離する状況下にあれば，これら断端はともに存在する器質障害により，より過敏化した知覚神経を刺激し，日常的な痛みを発することは何ら不思議なことではない．ましてや，ことあるごとに痛みを訴え，痛みに依存した自己主張ばかりを考えている人の脳は，快・不快にとらわれすぎて，常に大脳辺縁系を活動させ，視床を介して交感神経を賦活する．その結果，痛みの抑制（下行性疼痛抑制）も働かず，痛みのゲートは開きっぱなしになり，ノルアドレナリンで満腹になった身体にとって，歯痛はきわめて自然な状態となるわけである（図9）．

　この痛みの難解さに関わる理論展開を考えると，もう一つ，歯痛に難解さを与えるものとして人格の問題も見逃せない．自己愛に満ちた人が歯痛のスパイラルに入り込んだ場合，もう痛みはその人のキャラクターになる．そして，その人は氏名を失い，「ああ，あの歯痛の人」となるのである．

　一見，単なる人格の問題と受けとめられるかもしれないが，実はその「あの歯痛の人」の生みの親のなかには，「エンド由来歯痛」が大きな位置を占めているのである．

痛みからみた歯内療法

　急性痛の歯内療法．この診断名は比較的整備されている（表1）．これらの診断名は，いわゆる基本的歯内療法，すなわち「う蝕による感染源を除去する，抜髄をする，あるいは感染根管治療を施行する」ということで対応でき，何らかの歯内療法処置が適応となる．そのなかでも，特に従来の歯髄疾患および根尖性疾患による歯痛は，歯内療法の適応の範疇で定められていた．

　では，単純に抜髄や感染根管治療で対応できるとはかぎらない診断には，何が考えられるか．一部の歯痛にこだわる者の間ではその実体としての認知を得ているが，一般的歯内療法の学問分野では認知されていない疾患名が，以下に示す2つであると考える．

・虚血性歯髄炎※（歯髄充血）
・慢性外傷性歯周炎

　これら2つの疾患は，頭頸部に生じる疼痛性疾患と強く関連を有する．頭頸部の疼痛性疾患は，非歯原性歯痛誘発の疾患となる．ただ，頭頸部疼痛性疾患がそのまま歯痛を招来することは少なく，また歯痛発現の際，特定の歯に定まらず，歯痛以外の症状を有するために，いかにも「ついでに歯も痛んでいる」という感じとなる．

　狭心痛で苦しんだ患者が，たしかに歯痛を自覚したが，ただ歯の「あたり」が痛いという感覚が，あるいはほかの部位の苦痛に加えて歯「も」痛いという感じであったため，歯科を受診しようなどという考えは出なかった，とのことである．

表1　急性痛の歯内療法診断名

・歯髄充血	・急性特発性歯髄炎
・急性一部性漿液性歯髄炎	・急性根尖性漿液性歯周炎
・急性全部性漿液性歯髄炎	・急性根尖性化膿性歯周炎
・急性一部性化膿性歯髄炎	・慢性根尖性漿液性歯周炎の急性化
・急性全部性化膿性歯髄炎	・慢性根尖性化膿性歯周炎の急性化

※虚血性歯髄炎…
　強い咬合により根尖孔を経由した歯髄の脈管が圧迫を受け阻血状態になる．次に咬合が解放され血流が再開する．この現象を繰り返すことにより，歯髄内にサブスタンスPやCGRPが遊離し，神経原性炎症としての血管系反応による歯髄充血を起こす．この状態が長期に続くと，歯髄炎としての症状を呈するようになる

第1章

非歯原性歯痛が関連痛であることは，重要なキーワードである．

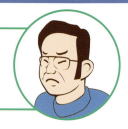

　大きな頭頸部の疼痛範囲のなかに歯があった，ということである．それゆえ，頭頸部の疼痛性疾患が存在した場合の関連痛としての歯痛は，もし特定の歯に痛みが出ており，患者が歯痛を治療してほしいと思ったのであれば，その痛む歯には痛み表現の場となる原因が存在することになる．

　その対象として考えられるのが，前述の「虚血性歯髄炎」と「外傷性歯周炎」ということなのである．この2つの疾患には歯内療法上では大きな相違があり，歯内療法処置をしてはならない疾患が虚血性歯髄炎であり，歯内療法処置をしなければならない疾患が外傷性歯周炎であるのだが，この理由は本書のなかで徐々につまびらかにしていきたい．

　関連痛を招来するものは，当然のことながら枚挙にいとまがない．それゆえ，非歯原性歯痛診断のとき，まず忘れてはならないことは「除外診断」の必要性である．除外診断の重要性を示す症例を紹介する．特に全身疾患に対しての知識に欠けるわれわれ歯科医師にとって，必須事項といってよい．

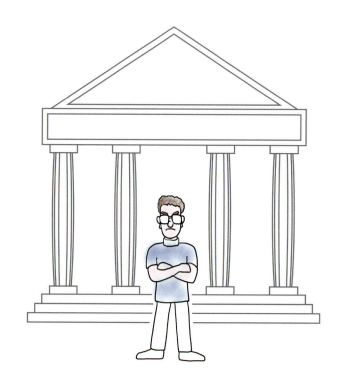

ローマは一日にして……しっかり基礎を勉強しましょう．
Walk, don't run!

症例6

　患者は，46歳の女性である．現病歴は，起床時から続く上顎右側大臼歯部の放散痛である．痛みは側頭部にまで広がり，開口障害も引き起こす．徐々に歯痛は増強され，就寝時にはかなりの自発痛になる．市販の鎮痛薬が効果を示すので，そのまま経過を観察していたが，鎮痛薬の効果が奏効しなくなり，某大学病院を受診した．顎関節症外来ではスプリントによる治療を受けるが効果なく，また歯痛ということで口腔治療科を紹介されたが，そこでも診断がつかないとのことで，開業前に勤務していた病院受診となった．

　現症は，7| に深在性のう蝕を認めたことから，う蝕由来の感染による急性化膿性歯髄炎を疑ったが，冷温刺激などによる臨床診査に対する反応を認めなかった．いわゆる歯髄炎としての所見を確認できなかった（6-1）．

　経過として，歯痛発症とともに前額部の痛みや目の奥の痛みとともに，口角の非対称が強くなったことから，中枢性の疾患を疑い，除外診断目的で脳外科を対診したところ，間もなく一過性の脳虚血発作を生じ，さらに微小な梗塞や脳動脈奇形もみつかり手術することになった．

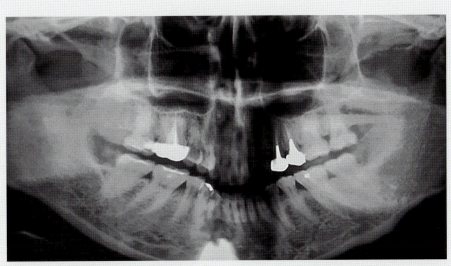

6-1　当院初診時のパノラマX線写真
　　7| にう蝕は認めるが，除外診断の結果，脳動脈奇形でこの直後に手術が待っていた．思えば患者はこの時点で，本人は膝が悪いといっていたが，撮影装置の中でしっかりと立っていることができなかった

第1章

除外診断の重要性

　これがいわゆる「除外診断」である．歯痛を招来する原疾患をまず見極めることが重要で，症例6の脳外科での診断こそ，除外診断に該当するものなのである．ただ，除外診断の場合は，他科医師との間に十分なディスカッションを必要とする．したがって，非歯原性歯痛治療を行うには，自身の「歯痛治療チーム」に除外診断に関わる医師が参画してくれることが肝要である，と考えている（図10）．

　歯痛にばかり目が向くと，除外診断に対する視点はぼやけてしまう．われわれは医師ではない．頭痛であれ，頚部痛であれ，自身の土俵以外の疾患の有無を確認してこそ，はじめて治療に着手できるというものである．

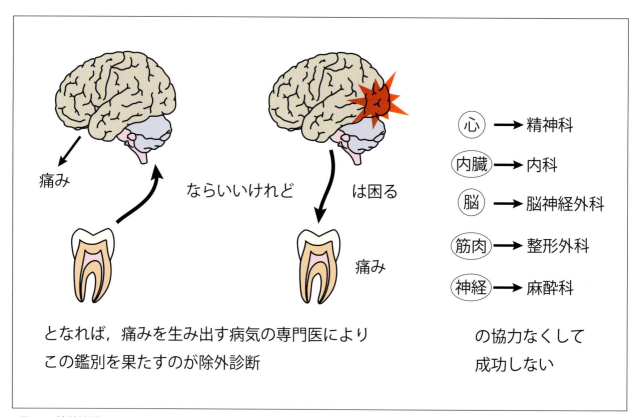

図10　除外診断とは？

そして痛みの歯内療法

　さて，除外診断も済んだ．これから歯痛の治療に入る．そのようなとき，関連痛の本態，痛み表現の本質を理解せずに，「有髄歯の自発痛は急性歯髄炎，急性歯髄炎の対応は抜髄」という短絡的発想で虚血性歯髄炎に歯内療法処置を施した場合，いわゆる痛みの負のスパイラルに入り込んでいく可能性が高い．

　歯内療法の除痛学との間にある大きな障害は，感染への固着である．歯内療法において，歯内疾患に伴う痛みのほとんどが細菌感染に起因したものであるがゆえに，感染源を除去することで炎症は消退し，結果的に痛みも引くものと認識されている．しかし，細菌感染がどのような痛みを招来し，どんな細菌がどんな痛みのもとになっているのかを客観的に知る方法がないことが，適切な診断を下せない（もしくは，誤った診断をしてしまう）理由の一つとして考えられる．また，痛みの原因が細菌の攻撃とそれに対する免疫応答だけにあるわけではなく，それに付加する（助長する）要素が複雑に絡んでいるというのが，他の歯科疾患と異なる歯内疾患における痛みの特徴であるといえる．歯痛は感染だけでは論じきれないのである．

　根管内の起炎因子や細菌を除去するためのテクニック（根管拡大から充填まで）を知り，習得することは必要ではあるが，それが歯内療法学の真髄であるということではない．あくまでも歯内療法学というのは生物学であり，歯髄および歯周疾患に関する診断学であることを強調したい．それをなくして，複雑な根管形成攻略法をいくら学ぼうが，本末転倒である．根管治療を物理学的に語っている現状があるかぎり，歯内療法学はいつまでたっても医学の仲間入りはできない．

　診断のない抜髄のこわさを症例として示したい．本来の生物学としての歯内療法学で対応していれば，次の2症例はどのような転帰を経ていたであろうか．

第1章

症例7

　患者は，37歳の男性である．最近1カ月近く，全部鋳造冠による補綴がなされている |6 に温水痛を自覚していた．1週間前から冷水痛も自覚するとともに，自発痛が出現するようになった．近くの歯科医院を受診し，咬合調整を受けたり，知覚過敏処置を受けたりするも，一時的に軽快するのみで症状は徐々に強くなってきた．2日前から自発痛が1日中認められるようになり，食事にも支障をきたすようになったため，近くの歯科医院に相談した（7-1）．接触痛が強く，少し触れただけで飛び上がる．この強い症状から，最終的に抜髄処置を受けることになった（鋳造冠上からChamber open）．しかしながら，自発痛も冷水痛もまったく軽快することなく，むしろ増強した．さらに接触痛も増悪する結果となった．

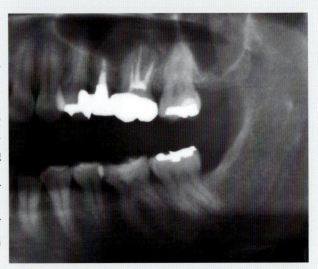

7-1　当院初診時のパノラマX線写真
　|6 の自発痛である．鋳造冠のまま抜髄し，根管内にはVitapex，Chamber openした部分にはコンポジットレジンが充填されてあった．口腔内所見では外骨症もあり，パノラマX線写真をよくみれば，対合歯の髄室に狭小化を生じている．外骨症はいうまでもなく，37歳という年齢を考慮すると髄室の狭小化は咬合性外傷などの影響によるものであることは十分に考えられることである．ここで，もし当該歯に二次う蝕などの明確な所見がなければ，咬合由来の虚血性歯髄炎による抜髄であった疑いが強い．また，上顎洞内に歯根の多くが突出していることから，上顎洞由来の関連痛も無視できない．歯痛に多くの鑑別診断が考えられるが，今となっては原因がわからない．原因がわからないと，治療は試行錯誤の域を出なくなる

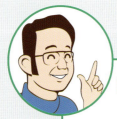

診断のポイント

　慢性痛患者は長い痛みの歴史を抱えているせいか，非常にオーバーアクションな反応を示すことが多い．

症例8

患者は，61歳の女性である．⌊5 に歯磨きなどのときに一過性の鋭痛を認め，その後しばらく経ってから，強い自発痛を生じるようになった．はじめのうちはたまにであったが，徐々にほぼ毎日認めるようになり，痛むときは目の下から頬にかけてしびれる感じまで生じるようになった．自発痛が強くなったので近くの歯科医院を受診して，抜髄処置を受ける．しかしながら，抜髄後から就眠障害まで惹起するほどの自発痛を認めるようになり，現在では睡眠薬を服用せずには日常生活が送れなくなった（8-1）．

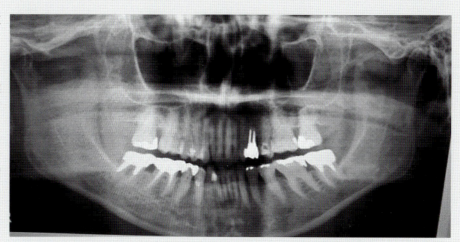

8-1 当院初診時のパノラマX線写真

上顎左側小臼歯部に自発痛を認め，抜髄処置を行う．痛みは全く治まらず，日常生活は破綻した．問診を重ねれば，患者のバックボーンエピソードが次々と出てくる．本症例のエッセンスは，上顎洞に関連した症状である．目の下が痛む部分は眼窩下孔に相当し，上顎洞に関連した三叉神経第二枝の痛みが疑われる．本来は問診で，風邪をひいたときや鼻炎のときに歯痛の自覚を伴わないかを聴取し，抜髄を少し待ち，上顎洞への対応を試みるなどといった流れが必要であったろう．本症例のように，抜髄をしてしまい，生活の破綻の徴候を察知したら，今度は心の要因は必然となり，精神科対診も検討する配慮も考えなくてはならない

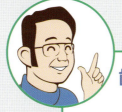

歯髄からのメッセージの黙殺…

われわれ歯科医師は，歯髄の生体応答としてのメッセージを無視し続けて治療学を考えてきた．診断でも，もし痛みということを考えて分類したなら，「非回復性歯髄炎」などといった診断名は，登場してこなかったと考えるし，薬剤も水酸化カルシウムこれ一本という発想も出てこなかった．そんなことはない，という先生もおられるかもしれないが，ならばステロイド使用の患者の歯髄を襲う冷水痛は一体どう解釈するのだろうか．きっと複雑な歯髄の日常がここにあることを示す一例である

第1章

関連痛としての歯痛

　ここまで痛みについてのメカニズムを説明してきたが，これらは直接歯が痛むメカニズム，歯痛のメカニズムの概要である．では，この直接生じる歯の痛み，そしてそこに存在する慢性痛がどのようにして非歯原性歯痛と関わっていくのかについて，考えることとする．非歯原性歯痛のなかの「歯痛」とは何か，それはいわゆる「関連痛」であり，関連痛を生み出すもととなる痛みとは何か，それはいわゆる顔面痛である．顔面痛発症に関する多くのメカニズムの内容は，専門とする成書に譲りたい．ここでは顔面痛が歯痛になるまでについて考える．

　歯内療法に関わる顔面痛を考えるとき，それらのなかで筋肉の痛みと上顎洞の関連に関する痛みについて理解する必要がある．

　ではここで，代表的な筋肉の痛みについて，筋肉はなぜ痛むのかを考えよう．筋肉は，筋紡錘という伸展受容器が筋肉の長さを察知し，その調節を行う．その際，α系（筋肉に入り込む）の運動神経とγ系（筋紡錘に入り込む）の運動神経が互いに調節しあっている．特に筋紡錘は，赤道部と極部で性格が異なり，赤道部はばねのように伸展を伝えるが，極部には粘弾性がある．強く収縮するとα系とγ系が同時に収縮する．次に筋肉が伸展すると，それぞれの特性の違いにより，赤道部からの信号と極部からの信号にずれを生じ，α系とγ系の情報の間にもずれを生じる．このことが繰り返されることにより，筋肉に凝りを生じ，筋緊張の原因となる．

　では，凝りがなぜに痛みを生み出すのか．筋肉が凝ると内圧が上昇し，筋肉内の血流が阻害され，虚血状態になる．虚血状態になると前述したように発痛物質の遊離がはじまり，それらが筋肉内に貯留することになる．さらに内圧亢進は同時に筋膜の圧迫を生じ，筋膜内に分布される自由神経終末が刺激される．これが筋・筋膜痛の実態である．すなわち，筋・筋膜痛は，筋肉そのものの痛みもさることながら，発痛物質の供給源ともなるわけである．この場合に生じる凝りが，トリガーで圧痛を認める塊（索状硬結）である．さらに筋膜痛および顎関節症の一部や，非定型性顔面痛（旧病名）は，機能的身体症候群（FSS※）という枠に入ることも特筆すべき内容である．顔面痛に関する考察をまとめるためにも，FSSについては十分に勉強してもらいたい．

※ FSS…
　Functional somatic syndrome の略で，ある苦痛の訴えをもとに種々の検査，診査を施行しても問題を見出せず，器質的障害所見も得られない病態の総称である．苦痛の訴えが実際の組織の障害をはるかに上回ること，また多くの部分が身体表現性障害と関わることから，従来は積極的な治療対象とされなかったが，近来，中枢末梢神経，免疫，内分泌との関連も解明されつつあり，治療概念も確立されてきている

表2 歯痛を招来する代表的な顔面痛

- 三叉神経痛
- 筋・筋膜痛
- 神経因性疼痛
- 鼻咽腔性疼痛
- 持続性特発性顔面痛（非定型性顔面痛）
- 心因性疼痛

表3 歯痛を招来するさまざまな原因

- 頭痛（片頭痛，緊張性，群発）
- 後頭神経痛
- 頸部症候群
- 舌咽神経痛
- 上顎洞炎
- 鼻炎
- Tolsa-Hant症候群
- 顎関節症
- 帯状疱疹
- 心気症
- うつ病
- ヒステリー
- 心臓疾患
- 中枢性疾患　など

　では，歯に関連痛を招来する顔面痛からの分類としてはどうなるか．代表的には表2のように分類され，もっと詳細に示すなら，さらに表3もあげられる．

　非歯原性歯痛が関連痛であることを考えると，関連原疾患をあげはじめたら数かぎりなく存在するのは当然のことである．疼痛性疾患には，すべて歯痛を関連痛として招来する可能性がある．現実的に，歯科受診をする可能性が高い疼痛性疾患として考えられるのは，三叉神経障害，筋・筋膜痛，鼻咽腔性疼痛，持続性特発性歯痛，精神的疾患であろうか．

　ここでも，非歯原性歯痛として歯痛表現の発端となる歯科疾患は，虚血性歯髄炎と外傷性歯周炎が主役となる．たとえば次の2つの症例が非常に参考になるのではないだろうか．歯固有の痛みの診断と関連痛のもとになる疼痛性疾患の診断をつけなければ，歯痛の解決に行き着かないばかりか，歯痛の本体の診断の契機を失いかねないことも銘記するべきである．これは，「わからないから紹介」といった，安易なペインクリニックへの紹介への警鐘をも意味する．ペインクリニックへの紹介は，歯の問題を解決してからするのが，歯科医師としての責務であり，紹介先への礼儀といえよう．

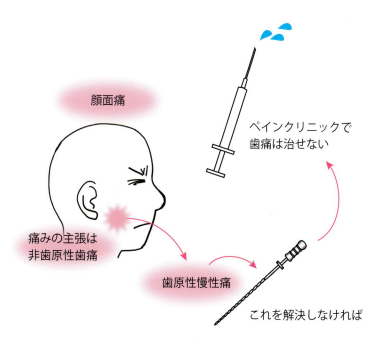

第1章

症例 9

　患者は，47歳の男性である．46歳のときにうつ病に罹患し，大学病院の精神科に通院治療している．はじめは|2 に自発痛を生じたことから，近くの歯科医院で抜髄処置を受けた．抜髄するも歯痛が強くなり，再根管治療を施すが歯痛は去らず，歯根尖切除術を受ける．それでも痛みが取れないということで，隣在する|1 の抜髄を施す．それでも痛みが続くということで|3 の抜髄を行う．そこで，|3 にパーフォレーションを生じてしまう．さらに|3 の痛みが強くなり，ひたすら根管拡大を繰り返しているうちに，根管壁のあちこちから出血を生じはじめたとのことである．次いで 7| にも自発痛を生じ，その歯科医院にて抜髄するが，再び髄床底の穿孔を生じてしまう．主治医は歯科麻酔医と相談するが，非歯原性歯痛なので歯の治療は意味がないから，歯は現行では処置せずにペインクリニックに紹介するようにとの指示を受けた．指示通り行ったものの，患者は歯痛を訴えて救急受診を続けることとなる．この段階でペインクリニックを介して歯科治療依頼の紹介を受けた（9-1，9-2）．

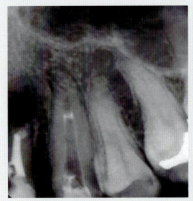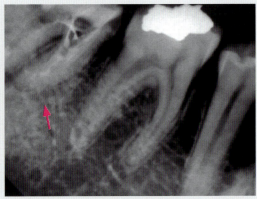

9-1，9-2　当院初診時のデンタル X 線写真
　|3 と 7|の自発痛に対して，歯科麻酔医によって非定型性歯痛の診断がついた症例ではあるが，これでも歯の治療は必要ないといえるのだろうか．はじめは非歯原性歯痛であったかもしれない．しかし今では，歯の慢性痛も巻き込んだ歯痛となってしまっている．ちなみにそれぞれの歯は歯内療法処置に十分反応し，歯科治療とともに歯痛は解決していく

症例 10

　患者は，29歳の女性である．顎関節症とのことで某大学の顎関節症専門外来でバイトプレーン療法を受ける．その結果，オープンバイトになり，大臼歯部のみでしか咬合しなくなった．その後，下顎右側大臼歯部が痛むとのことで近くの歯科医院を受診．まず，歯痛の強かった $\overline{6|}$ にう蝕があるとのことでう蝕処置（インレーセット）を受けるが，痛みはむしろ強くなり，そのことを訴えると，理由がわからないとのことで紹介を受けた（10-1）．

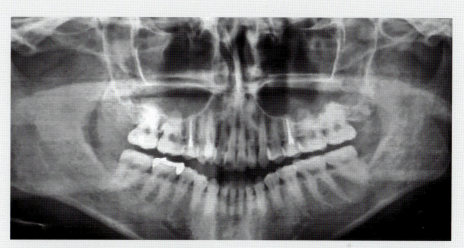

10-1　当院初診時のパノラマX線写真
　顎関節症専門外来受診，6カ月間バイトプレーン使用で開咬になり大臼歯でしか咬合せず，その結果右側大臼歯部に自発痛．もう手の施しようがない．一生足の親指だけで歩き続けるのと同じことであろう．これでは歯が痛むのも仕方がない

第1章

非歯原性歯痛も歯痛である

　これらは一見すると，症例9が歯科治療の問題からくる歯原性歯痛で，症例10が関連痛としての非歯原性歯痛のようにもみえる．しかし，実際は，症例9が関連痛で，症例10が歯原性歯痛なのである．症例9は非歯原性歯痛をもった患者の歯に器質障害を生じ，既存の顔面痛が歯痛としての表現方法をとった．症例10は，顎関節症が前面に出てはいるが，開咬による特定歯のみの咬合接触から生じる虚血性歯髄炎と考えられ，これはまさしく歯原性の歯痛にほかならない．このことから，非歯原性歯痛の主役は歯科医師であることが理解してもらえると考える．

　繰り返していう．

非歯原性歯痛は顔面痛ではなく，まさに顔面痛に連れ立つ「歯痛」を意味するのである（図11）．

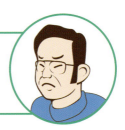

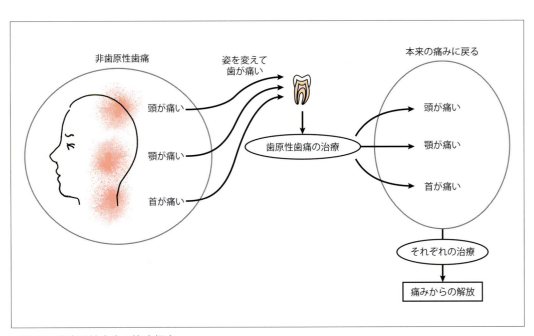

図11　非歯原性歯痛の治療概念

非歯原性歯痛は非歯原性か

　たしかに，皮膚，内臓，筋肉，あらゆる部位のニューロンは一つにまとまっていくわけであるが，ここで一つの不思議がある．私は40歳代の頃，消化管潰瘍で食道あたりに強い痛みを生じたとき，あきらかに歯痛を自覚した．しかし，思い起こしてみると奥歯あたりが痛くなったが，どの歯が痛いという感覚はなかった．私の先輩が心筋梗塞に罹患したときも，胃のあたりが痛くなったが，ここが痛いという感じはなかったとのことである（実際胃炎と誤診され，胃薬処方で帰宅し，大変なことになったそうである）．開業するまで勤務していた医科大学の疼痛制御部の先生に尋ねると，「関連痛の特徴は，指でここことは示せないことである」との返答であった．

　このことを踏まえ，関連痛，すなわちトリガーの特徴をまとめてみよう．
- 触診時に指頭に何かが触れる
- 問題となる部位に圧痛が認められる
- 関連痛を生じる
- 自律神経応答が認められる
- 症状が必ず再現できる

これらが条件とのことである．

　歯内療法に関わる非歯原性歯痛を考えるとき，この条件に沿ったものがあるだろうか．私のもとに紹介されてくる「非歯原性歯痛」疑いの患者さんは，誰もかれも「この歯が痛い」といって来られる（図12）．ここで，また症例による説明をしてみたい．

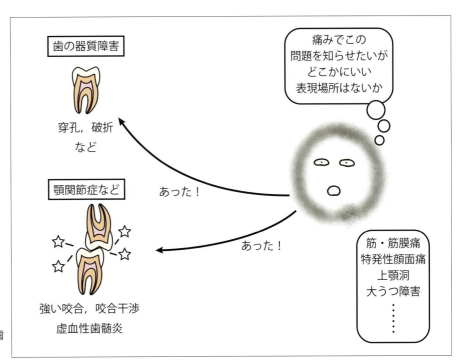

図12　歯原性歯痛が非歯原性歯痛になるプロセス

第1章

症例11

　患者は，38歳の女性である．|4 の自発痛を生じた際に，抜髄処置を受けた．患者は，う蝕はなかったと記憶しているが，強い自発痛だったので，痛みが取れるならとの思いで，特に何もいわず処置を受けた．抜髄処置を受け，2日ほどは楽に過ごせたが，再び強い歯痛を生じ，日常生活にも支障をきたすほどになった．その後，再根管治療を2度受けるが，処置を受けるたびに歯痛は強くなるばかりであった（11-1）．

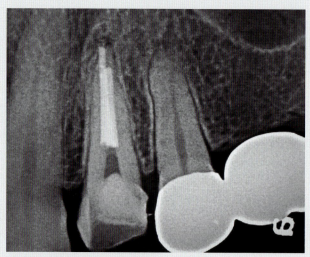

11-1　当院初診時のデンタルX線写真
　この状態で非歯原性歯痛はないだろう．根尖部がこれだけ破壊されていれば，歯性の慢性痛は疑う余地もない．しかし歯痛を強くした原因は，非歯原性歯痛なのである．このあたり，何やら禅問答めいた表現となってしまう

「この歯が痛い，非歯原性歯痛」とは？

症例11は，非歯原性歯痛と診断できるものである．本症例の問題点は，抜髄のタイミングと，何より「関連痛であった非歯原性歯痛」を歯内療法処置により「歯原性慢性痛を歯痛表現とした非歯原性歯痛」に発展させた症例なのである．本症例では，あきらかに根尖破壊を生じており，これが歯原性慢性痛を生み，痛み表現の場を提供し，それを助長した原因は神経原性炎症の最中で抜髄を行ったことや，抜髄に伴う神経学的な機能的局在の崩壊なども関わったであろう．しかし一番の原因は，歯髄診断に応じた根尖側基準点の設定や根管形成の手技が構築されていないことにある．手技に診断が存在しないから，抜髄処置でこのような根尖部の切削が何の反省もなく行われるのである．

目が疲れているときに感冒に罹患し，頭痛を生じたとしよう．そのようなとき，目も一緒に痛む経験をしたことはないだろうか．痛みが交感神経の賦活を促すことは繰り返し述べてきた．交感神経の賦活は，ノルアドレナリンを遊離し，そのノルアドレナリンによる血管収縮，ヒスタミン遊離，アドレナリン遊離，さらには痛覚受容の活動性を亢進させる働きまである．交感神経遠心性刺激はAβ，Aδ，C線維のすべてを刺激する．それぞれの神経間における，いわゆるクロストークと相まって，あらゆる痛みが元気になる．一つの大きな痛みがあるとき，その他の小さな痛みの芽が次々と花開くのである．このような場合，連れ立たされた痛みが歯であれば，「この歯が痛い，非歯原性歯痛」となる．その契機を与えたものが，ほかならぬ歯科医師であれば，どうだろう．

関連痛としての歯痛で，この歯が痛いと特定されたときは，特定されない場合と比べ，歯内療法処置による問題を生じた一手が入るだけに，間違いなく難治性となるのである．「この歯が痛い，非歯原性歯痛」は，九分九厘歯に問題を有している．この場合の歯の慢性痛を，私は「エンド由来歯痛」と名づけることにした（図13）．

【診断なき】歯髄保存，抜髄，感染根管処置，根管清掃，根管貼薬，根管充填
【マニュアル的】根尖側基準点の設定，根管の拡大・形成，根管清掃，
　　　　　　　　根管貼薬，根管充填

⇩

・診断≠治療 → 疾患は好き放題
・個体差を無視した治療 → 生態系の破壊
・熟練と感覚の否定 → 人為的器質障害

これらが生み出す歯原性難治性歯痛（慢性痛）→ エンド由来歯痛

図13　エンド由来歯痛の定義

第1章

　ではエンド由来歯痛とは？

　歯内療法の講習会やセミナーは，どこでも大入り満員である．しかし，私はそれらのタイトルと抄録を読むたびに不思議な気分になる．「根管形成法」，このようなタイトルの講演がなぜ成り立つのか．歯内療法は治療学であって，その技量を左右するものは，まずは診断能力であり，それから歯内療法の治療方法を選択する知識があり，最後に治療技術がやってくる．根管治療は，単に根管内の彫刻方法の伝授をする治療学ではないはずである．本来は，歯髄疾患の種類，根尖性疾患の種類によって，歯内療法処置の方法が決められるべきである．たとえば，「急性全部性化膿性歯髄炎の治療法」や「慢性根尖性肉芽性歯周組織炎の対応法」，また「慢性根尖性漿液性歯周炎と慢性根尖性化膿性歯周炎の形成法の違い」というようなタイトルの講演であるなら理解できる．本来の「根管形成法」とは，疾患病名の限定があって成立する講演タイトルのはずである．実際，診断に応じた細かな治療手技の異なりは，必ず存在するはずである．それをわれわれの積み重ねた知恵で考えていくことが，これからの歯内療法を志す者の責務であると考える．根管形成法に関しては，それらが明確になってからの話であると思うので，私は自身の講演のなかで根管形成法について，まだ触れられないでいる．

　歯内療法学は，歯科のなかでは最も医学的であり，診断が難しい学問である．本来の生態系である根管を人為的に器械的に拡大し，そこにものを詰める技術は，本質ではなく，一つの治療法にすぎない．この発想の問題，つまり本来もつべき歯内療法学と社会（歯科医師）の求める歯内療法学のずれが，間違いなく解決できない歯痛を生んでいると考えている．

　名づけて「エンド由来歯痛」．その難解な歯痛について考える糸口は，歯内療法の基本にあるのではないか．そのことについて触れてみたい．

　では，説明だけでは内容の理解が困難なので，実際の症例で示してみたい．

エンド由来歯痛とは

① 歯髄診断のない歯髄保存による歯痛の中枢感作
② 神経原性炎症のピークでの抜髄による歯痛の末梢感作
③ 無造作な抜髄に伴う侵襲刺激による歯痛の中枢および末梢感作
④ 抜髄時歯根器質障害による歯周組織への慢性刺激
⑤ 顔面痛素因のある患者に①〜④が起こった場合に生じる慢性歯痛

　歯内療法医のもとを訪れる非歯原性歯痛のほとんどは，エンド由来歯痛を抱えていると思われる

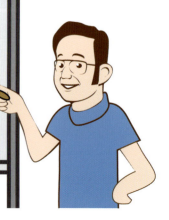

症例12

　患者は，51歳の女性である．$\overline{5|}$が熱いものにしみるということで近くの歯科医院を受診したところ，診断名の説明もないままに抜髄処置を受けた．その際，顕微鏡を使って抜髄するから，少々根管を大きめに開けるといわれたそうである（これもおかしな言葉である．使用する器具により，組織の摘出量が変わるのだろうか．ましてや，中をみるために組織を犠牲にする？）．即日抜髄処置を受けたものの，痛みは一向に治まらず．接触痛があるため歯磨きもままならず，当院紹介を受けた（12-1）．

　もし術者が治療のついでに根尖孔を顕微鏡で観察すれば，おそらくひびだらけにちがいない．これこそ「エンド由来歯痛」である．「エンド由来歯痛」で患者が救急受診を繰り返したら，歯科医師は何ができるのだろうか．顕微鏡をみながら，ひたすら根管壁を削除し続けるのであろうか．感染源を求めて，ひたすら探り続ける．

　抜髄を施した歯科医師のことはさておき，「エンド由来歯痛」の患者が受診した．では，このような患者に対して，われわれはどうすればよいのかとの声が聞こえてきそうであるが，答えは一つ「診断すればよい」のである．

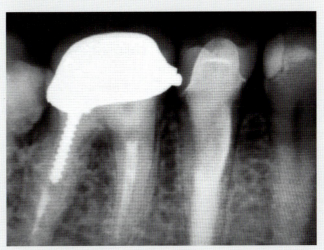

12-1　当院初診時のデンタルX線写真
　顕微鏡は何をみるためのものなのだろうか．痛みの源は，どんなふうにみえるのだろうか．削り取られた歯質は，二度と戻って来ない

第1章

非歯原性歯痛の診査

何を置いてもまずは問診．

痛み治療にはいくつかの大原則がある．それは，

・患者の痛みを信じること

・患者と痛みについて語りあうこと

・患者の痛みを知ること

・患者背景の理解

・痛みの客観的評価

である．

　すなわち痛み治療は，痛みの概念を知識としてもち，急性痛と慢性痛を理解し，痛みの情動的側面を知り，そして痛みと向かいあうことから治療が開始するのである．特に，この情動的側面は，治療に関して本当に邪魔な存在で，これほど術者を悩ませるものはない．

　患者との適当な距離を保ちつつ，その本陣に踏み込まなくてはならない．このことからも，慢性の歯痛治療が問診にいかに依存しているかが，わかってもらえることと思う．痛み治療は，問診に次ぐ問診の向こうに治療方針がうっすらとみえてくるのである．「敵を知り，己を知れば，百戦あやうからず．敵を知らず，己を知れば，一勝一敗」ということである．

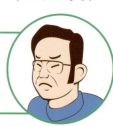

> 診断は正確かつ豊富な知識に裏づけられた問診の積み重ねのうえに存在するのである．

　非歯原性歯痛の生みの親である顔面痛の診断には，必要条件が存在する．この内容はきわめてスタンダードであり，種々の成書に記載されているが，悲しいかなほとんど実践されていないばかりか，その項目を知らない歯科医師の多さには驚かされてしまう．図14にその必要条件たる診査事項を示す．覚え方は丸山一男先生の著書[9]に示されていた方法がよいだ

```
痛みの
・部位         ・持続時間
・性状         ・増悪因子
・強度         ・軽快因子
・時間的特徴   ・随伴症状
・頻度
```

図14 診査事項

ろう．すなわち，P,Q,R,S,T で記憶する．P（Palliative, Provocate），Q（Quality），R（Resion），S（Sevirity），T（Time）とすれば，瞬時に記憶可能である．そして，問診は治療方法を視野に入れたもの，すなわち方向性をもったものでなければならない．この痛みの客観的評価は，慢性痛治療では「いの一番」に確立しなければならない．

　問診は，患者の全人的評価も念頭に置いたものとして行う．患者の生活背景から，精神的苦痛，社会的苦痛，霊的苦痛※に至るまで，患者に歩み寄るように問診を行わなければならない．私の患者でも，父親からの性的虐待が原因の慢性痛（何と歯痛の形で出現）を経験したこともある．痛みに苦しんでいるときだけは父親との忌まわしい関係を忘れることができていた（疾病利得）とのコメントを，歯痛解決に向かい共観した精神科医から聞かされた．

　問診の次はいよいよ痛みの臨床診断となる．臨床診断は痛みを具体化，数値化する手段といってもよい．慢性痛といっても，痛みの本質は変わらない．痛みはいうまでもなく，種類は基本的に以下の3つである．

・侵害受容性疼痛（体性痛，内臓痛）
・神経因性疼痛
・心因性疼痛

　この痛み分類を基準に，現在の痛みがいずれに相当する痛みなのかを，問診からふるい分けられた推論を立証していく手続きが，臨床診査にあたる．この臨床診査は，そのまま治療に直結するわけである．このときに重要な診査のポイントは，歯痛として表現されている歯の問題点，顔面痛の痛み表現に利用されている原因を浮き彫りにすることである．われわれ歯科医師が慢性歯痛の診断のために行う問診および臨床診査は，常に歯の問題をあきらかにすることであるのを忘れてはならない．なぜなら，われわれ歯科医師は顔面痛の治療をする方法を教育されてはいない．慢性顔面痛の治療は，大きく分けて薬物療法と神経ブロックである．ここで少しその薬物療法と神経ブロックについて紹介してみよう．

　薬物療法について，神経障害性疼痛薬物療法ガイドラインの示す第一選択薬は，三環系抗うつ薬とカルシウムチャネルのリガンド，第二選択でノイロトロピンやデュロキセチン，メキシレチン，第三選択はモルヒネなどの麻薬である．薬物療法はペインクリニックでは治療の基本となるが，アセトアミノフェンと NSAIDs を除けば向精神薬か麻薬である．少なくとも歯科医師に使いこなせる薬剤ではない．

　たとえば，アセトアミノフェンとトラマドールの配合薬として登場したトラムセットは，慢性痛のみの適応と考えるべきである．それにもかかわらず，口腔外科専門医が抜歯後の疼痛対応薬剤として処方しているのをみたことがあるが，その患者は私のよく知る方で，処方薬を服用して一日中寝込んでいたと聞いた．歯科医師が向精神系薬剤を使用する限界を示す

※霊的苦痛…
　原罪感，死生観，自分自身の存在理由への疑問，人生に対する恐怖，死に対する恐怖のこと．慢性痛に対する人の心の流れを考えてみると，否定，怒り，取引，抑うつ，受容であり，これはまさに終末期医療の患者心理と同様である．霊的苦痛と慢性痛の関係は，非常に納得のいくところである

第1章

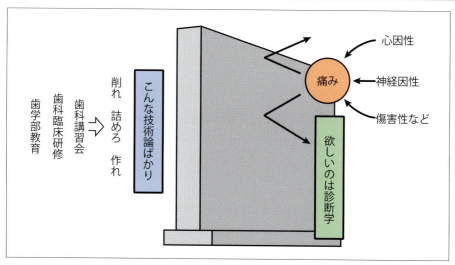

図15 歯科医師に必要な痛みの診断
　非歯原性歯痛がなぜ歯痛の形を選ぶのか．それを明確にするのが歯科医師の本分である．しかし，歯科臨床におけるこの壁はとても厚い

一例であろう．これら向精神系の薬剤は医師に任せるべきである．仮に処方し，痛みが抑制されたとしても，その抑制の意義を評価する診断観点を，歯科医師はもちあわせていない．

　また神経ブロックは，知覚神経ブロック，交感神経ブロック，運動神経ブロック，知覚・交感・運動神経ブロックと分類される．歯科医師はこれらの治療方法などは学んできてはいないし，その治療の適応症に関する教育も受けてはいない．また，歯学部の卒後にそれらを学んだとしても，一体どれだけの症例を日々こなすであろうか．ブロックのリスクを凌駕するだけのブロック臨床を日々こなしている歯科医師も特殊な先生を除けば寡聞にして知らない．すなわち，ブロック療法も，当然医師に任せるべきである．少なくとも歯科医師が自身の技術の上達や経験のため行ってみるのは，危険すぎる．

　何度も繰り返してきたように，非歯原性歯痛には必ず歯の問題があり，歯科医師は歯の専門なので，われわれの非歯原性歯痛における最も重要な役割は，歯の問題を完全に解決してからペインクリニシャンにつなげることにある．いい換えるならば，医師に対処しきれない歯の問題を完全に排除し，ペインを専門とする医師に症例をお渡しする，ということである．そもそも顔面痛や神経ブロックを考える前に，もっと歯科医師として本来すべきことがあるはずだ．

　そのために歯科医師は，なぜこの歯が慢性顔面痛の痛み表現の歯に選ばれたのかについて，臨床診断をつけていかねばならない．非歯原性歯痛から歯原性歯痛をみつけるという離れ業をしなければならない．ということは，慢性顔面痛と慢性歯痛の両方の知識をもち，鑑別していかなければならないのである（図15）．その役割を完璧に果たすべく知識と技量を磨こうと思えば，学ぶべき歯科の知識，行うべき歯科治療は山ほどあるはずだ．

症例 13

　患者は，57歳の女性である．現病歴は，以前から疲れると6̅に痛みを自覚していたことにはじまる．今回夕食後から痛みはじめた患歯が，就寝前になり激痛に至り，鎮痛薬を服用するも，やや痛みが軽減する程度で完全には除痛できず，近くの歯科医院を受診することとした．そこでは，根尖病変が認められるとのことで，即日に感染根管治療が開始されたが，痛みは軽減することなく，その後継続して受診を続けても痛みは治療ごとに強くなった．治療による痛みの軽減がいつまでたっても得られないことから，主治医は「できることはすべてしたので，とりあえず根管充填しましょう」といって根管充填を施した．その際に激痛が走り，その後に痛みは顔面から後頭部に及び，救急受診を繰り返すも一向に改善の傾向はみられず，やがて日常生活に支障が出はじめたとのことである．

　現症は，患歯に強い自発痛，打診と圧痛．頬部，側頭部，後頭部に激しい自発痛．歯痛は一日中続き，うつむくとめまいがするほど痛みが強くなる．

　ただ，患者は非歯原性歯痛のオーラ（情動反応に満ち溢れた）に包まれていた．たとえば歯の診断，歯痛診断，あらゆる診査に対してあまりにも激しく反応を生じることから，全くスクリーニングできず，結果，診断に至る確定的要素を見出すことができなかった．歯原性歯痛からみた現症は，6̅に持続性の鈍痛（13-1），打診反応（＋＋），根尖部圧痛（＋）．特徴的なこととして，後方臼歯部に強い痒感を生じていた．その他の所見としてパノラマX線写真よりガッタパーチャが根尖より大量に溢出していることがわかる（13-2）．近心根根尖にび慢性の骨透過像を認める．歯根膜麻酔による麻酔診では，5分間ほどだけ歯痛が消失したが，その後ふたたび歯痛は出現した．

（本症例は文献[2]で紹介した症例報告の再編集である）

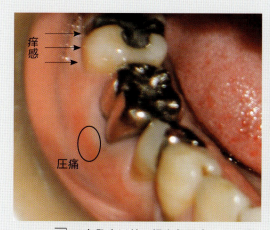

13-1　6̅は自発痛以外に根尖部圧痛とその遠心部に痒感が著しかった．初診時は撮影を拒否されていたので，これは治療終了後に撮影した口腔内写真であり，当該歯の補綴は終了している

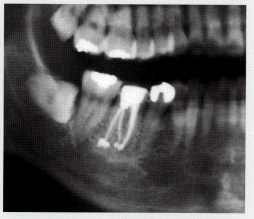

13-2　ガッタパーチャが大量に溢出していることがわかる．近心根根尖部にび慢性の骨透過像を認める

第1章

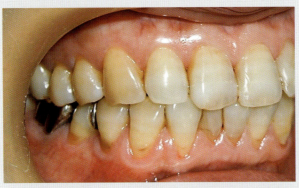

13-3 口腔内では歯頸部に多くのアブフラクションを認めた

13-5 顎角部が腫れたといっては救急受診を繰り返し，触れると強い圧痛（→）を認めた

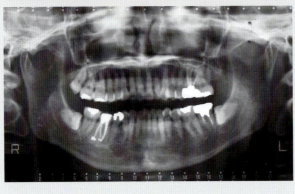

13-4 パノラマX線写真ではTCHを思わせる下顎頭の変形を認めた

13-6 顔面痛の診査項目（筋・筋膜痛との合致点が多い）　　　　　　　　　　　　　　（筋・筋膜痛の関連痛）

痛みの部位	⑥ に限局		痛みの定位は悪い
痛みの性状	持続性鈍痛	▶	持続性鈍痛
痛みの強度	VAS60〜100	▶	VAS50〜80
痛みの持続時間	一日中	▶	4〜72時間
痛みの頻度	顔面痛を伴う発作は1日2〜3回		不特定
伴う関連症状	後方歯，右側顔面から側頭部に広がる	▶	顔面に放散痛
時間的変化	夕刻から深夜までが特に強い痛み	▶	夕刻より増強
誘発因子	書家であり，習字の練習		食事，スポーツ
改善因子	なし		入浴など
随伴症状	眩暈，嘔吐，不眠，頭痛	▶	頭痛

　病名は，慢性根尖性漿液性歯周炎の急性化とでもなるのであろうか．ただ，非科学的ではあるが，数々の診査に対する反応の仕方から，感触的に急性の根尖性疾患としての痛み診断には至れない．

　初診以後，ほぼ毎日，患者は顎角部が腫れたといっては救急受診を繰り返し，触れると顔を背けるほどの強い圧痛を認めたが，視診で腫脹も確認できず，顔を背けるほどの圧痛を示すような炎症所見も認められなかった．口腔内所見として歯頸部に多くのアブフラクションを認め，パノラマX線写真にはTCHや顎関節症を思わせる下顎頭の変形を認めた（13-3〜13-6）．顔面痛の診査を行うと，歯痛の所見と異なり，多くの点で顔面痛の要素が認められた．これらのことを総合して考えると，この歯痛の本態として，顔面痛の関連痛としての

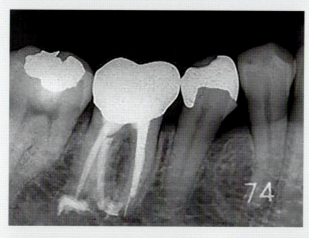

13-7 歯内療法後の銀合金の暫間冠による経過観察（根管充填3カ月後）

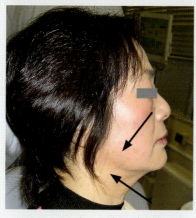

13-8 トリガーの確認（圧迫で歯痛増強）とトリガーブロック（ブロックは麻酔医が施行）

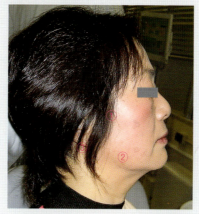

13-9 ツボマッサージ（① 下関，② 頬車，③ 風池）歯痛緩和を確認（非歯原性歯痛確認に有効）

歯痛が強く疑われた．そこで，本症例をエンド由来歯痛と診断し，エンド由来歯痛の基本に則り，顔面痛が歯痛に変化する根源となった歯原性歯痛を解決するべく，歯内療法を適用することとした．1回目の根管治療でラバーダムを使用し，その後に歯肉の痛みが2週間ほど続いた．このことから，必要以上の物理的刺激を与えることのないように，破折ファイル除去にこだわることも避け，根尖部保護目的の外傷性歯周炎治療としての感染根管治療を進め，エンド由来歯痛に対する歯内療法処置を終了した．長期の経過観察を計画し，銀合金の暫間冠を装着し，経過観察に入ったところ（13-7），歯痛治療が進むにつれ，そして経過観察が進むにつれ，痛みの根源が歯ではなく，顔面痛であることが自覚されると患者からの申告があった．この段に至り，患者自身が顔面痛と歯原性慢性痛の異なりを自覚したのである．ここでもう一度，顔面痛に視点を向け，具体的に顔面痛対応を計画した．顔面痛治療には麻酔医とリハビリテーション科の先生の協力を要請することとした（13-8，13-9）．歯内療法の成果は併行して経過観察を行い，顔面痛は麻酔医による星状神経節ブロックおよびトリガーブロックなどで解決していき，慢性歯痛は歯内療法後，口腔内環境の保全目的の歯周管理を継続し，やがて患者は痛みから解放された．

第1章

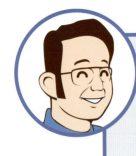

まとめ

　痛みは，人の健康を維持するための重要な警報装置の音である．それゆえに，人の生命活動のすべての部分に関与する必要があり，また，そのようにプログラミングされている．歯痛は，そのなかで主役級といって過言ではない．

　痛みの理解は，原因，受容，伝達，認識，フィードバックの順に考えることからはじまる．痛みの原因にはどのようなものがあるのか，どうやってその原因を痛みのもととして受けとめるのか，受けとめた後にどうやって脳に知らせるのか，脳ではその連絡をどうやって痛みと認識するのか，そして痛みと認識した後，脳は生体に何を命令するのか，それは痛みを理解するうえでの必須事項である．そして，さらに痛みはどうやって正常な応答機構を失うのか，その理解が歯科治療学の方向性の軌道を修正する道標であると考えている．

　CGRPもサブスタンスP，ATPも，すべて歯科治療を行ううえで必要な単語，いわゆる痛みを考えるうえでの共通言語である．歯科治療を行うかぎり，歯科医師であればもたなくてはならない知識なのである．歯科臨床は基礎歯科学のうえに成り立つ治療技術であることは，忘れてはならない．

文献

1) 長谷川誠実．歯髄疾患を持たない歯の歯髄炎様疼痛．日本歯科評論．2006；(761)：123-129.
2) 長谷川誠実．非歯原性歯痛に対する歯内療法の役割．日本歯科評論．2009；(795)：121-126.
3) 長谷川誠実．顎間厚径弁別能における歯根膜感覚の役割．岐阜歯会誌．1987；14(2)：252-268.
4) Hasegawa M, et al. Theophylline attenuates hippocampal blood flow responses induced by tooth pulp stimulation in rats. Neurosci Res. 2009; 65(2): 156-159.
5) Hasegawa M, et al. Etodolac attenuates hippocampal blood flow responses induced by tooth pulp stimulation in rats. Neurosci Med. 2011; 2(3): 295-298.
6) Hasegawa M, et al. Effects of repeated tooth pulp stimulation on concentrations of plasma catecholamines, corticosterone, and glucose in rats. Neurol Res. 2014; 36(8): 757-762.
7) 長谷川誠実．歯髄刺激は中枢感作を招来する．第36回日本歯内療法学会学術大会抄録集．2015；44.
8) 木ノ本喜史，松浦信幸．抜髄と神経障害性疼痛－痛みを伴う難治性根管治療の理解のために－．木ノ本喜史編．抜髄 Initial Treatment．ヒョーロンパブリッシャーズ，2016；151-166.
9) 丸山一男．痛みの考え方　しくみ・何を・どう効かす．南江堂，2014.

第2章

医原性歯痛

ここに注目！

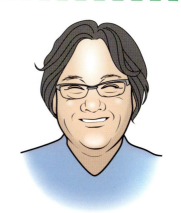

　第1章から，痛みというものの姿がかいまみえたと思います．そのなかで非歯原性歯痛を考えるうえで忘れてはならないことは，"非歯原性歯痛"は関連痛であり，顔面痛に由来する歯痛であるということです．その関連痛を生み出す歯原性慢性痛では，歯内療法に少なからずその原因があることを知っておかなければなりません．

　一方，根管治療には多くのステップがあり，すべてを完璧に行うことは不可能かもしれません．どこかの処置に問題を残した場合，それが歯痛を生み出すことは十分考えられることです．根管治療中，あるいは根管治療後に痛みを生じた場合，まずは各ステップに何か問題（原因）がないかをよく検討すべきであり，安易に"非歯原性歯痛"という診断を下すことは慎まなければなりません．

　特に感染＝痛みと短絡的に考えてしまうこと（もちろんその場合もありますが）は，真の病因を見失ってしまうかもしれません．非歯原性歯痛を疑う前に，歯痛である以上，まず歯科治療の問題に目を向けるべきであると思います．

　この章では，その思考の方向性として，歯痛の原因に，まずは医原性を疑い，そして治療内容に関して再度検証することの必要性を論じています．

第 2 章

歯内療法の基本の不思議

　歯内療法を専門とすることを決めてからの学生時代，また大学を卒業してまもなく，私は歯内療法の基本について何も迷わず勉強し，その技術習得に励み，少しでも良質な技術を求めることに邁進していた．歯内療法が歯科施術の一分野である以上，技術論は必須である．しかし，歯内療法が病理的診断学を必要とすることに，異論を唱える者はないだろう．すなわち，基盤に診断学がない歯内療法技術は，その意味をなさない．それにもかかわらず，多くの歯内療法の講習や講演を聴くにつけ，診断学と技術論が乖離していることに不思議を感じてならなかった．本当にたくさんの講演に耳を傾けた．次々と書籍を読み，先人の先生方の伝えんとすることを聴いた．そして10年，20年と過ごすうちに，学べば学ぶほどに歯内療法の基本的治療法に疑問をもちはじめたのである．そのようなとき，恩師からいただいた命題『歯痛』が頭中を駆けめぐった．

　難病解決は医療の目標の原点である．治療に反応しない歯痛を考察し，その痛みを取る治療学は絶対に「歯内療法」のなかにあると確信し，目の前にいる患者の歯痛を解決する方法を試行錯誤するのだが，除痛が大きな目的であるはずの歯内療法の基本のなかには，除痛学に関する内容は含まれていなかった．貼薬剤に関して少しだけ除痛のような内容はあったが，直接的除痛処置にあたるのは唯一，根管の開放処置のみといってよかった．

　そのことについて，問題提起したい．

1　診断の不思議

　大学院生も含めて，大学勤務の者は，出張と称して近隣の病院歯科や開業医のもとにアルバイトに行く．ここでしばしば耳にする会話「Pulで抜髄をした」や「Perで根治をした」に，大学卒業後すぐの私は何ともいえぬ違和感を感じた．教育現場以外で耳にする歯内療法上の診断は，「Pul」と「Per」のみなのである．診断を必死に勉強している者にとって，このような表現で歯科医師同士の了解が成立していることが，不思議でならなかった．医師に置き換えれば，腹痛の診断名で開腹手術しているのに等しいわけである．「胃が痛いというから胃を摘出した」と語る医師がいたら，どうであろう．歯髄の専門家である歯科医師同士の会話にもかかわらず，歯髄診断や根尖病変の診断表現が，単なる「Pul」「Per」になるのはなぜだろうか．修復でも「C」という「病名」で削合（医科なら手術）が開始される．「歯科医療」に診断というものは存在しないのか，日常臨床における歯科医師の会話は，私には奇異に映った．診断のない医療とは，いったい何なのだろうか．

　1976年にCohenらにより，臨床の見地から得た診断分類が登場して以来，古典的な病理学による診断分類は色あせ，やがて消え行く流れとなっている．しかし，痛みという観点から考えると，たとえば慢性痛患者の訴える歯痛は，健全歯髄であっても不可逆性歯髄炎となってしまう．少なくとも痛みを一つ取り上げれば，臨床的分類はやや無理のある診断分類といわざる

表1 歯髄疾患の分類（青野正男．歯内治療学 第3版．医歯薬出版，1983）

1. 歯髄充血
2. 歯髄炎
   (1) 急性歯髄炎
      a. 急性単純（漿液）性歯髄炎（一部性，全部性）
      b. 急性化膿性歯髄炎（一部性，全部性）
   (2) 慢性歯髄炎
      a. 慢性閉鎖性歯髄炎
      b. 慢性潰瘍性歯髄炎
      c. 慢性増殖性歯髄炎
   (3) 上行（上昇）性歯髄炎
   (4) 特発性歯髄炎
3. 歯髄の変性（石灰変性）

表2 根尖性歯周炎の臨床的分類（Euler, 1934）

急性根尖性歯周炎	1 急性単純性根尖性歯周炎（急性漿液性根尖性歯周炎） 2 急性化膿性根尖性歯周炎（急性根尖性歯槽膿瘍） 　(a) 歯根膜期 　(b) 骨内期 　(c) 骨膜下期 　(d) 粘膜下期
慢性根尖性歯周炎	1 慢性単純性根尖性歯周炎 2 慢性化膿性根尖性歯周炎（慢性根尖性歯槽膿瘍） 3 慢性肉芽性根尖性歯周炎 　(a) 歯根肉芽腫 　(b) 歯根嚢胞

をえない．それゆえ，われわれ（2018年現在，私は62歳）が学んできた古典的診断分類は，診断のための診断学によってできあがった分類であるだけに，痛みの治療上のヒントを与えてくれる．同様に根尖性疾患においても，かつての診断のためにつくられた診断分類は，今なお十分な価値をもつものと考える（表1, 2）．不可逆性歯髄炎という診断などは，歯髄を保存するしないに関わる診断であって，少なくとも痛みの観点における疾患に対するものとしては使えない．ここでも，歯内療法が痛みに目を向けていたら，診断学の発展も異なったものになっていたであろうと思う．診断学は本質的に病理診断を基本としたうえで，臨床を踏まえて改変したものであるべきだ．こういった診断に対しては，病理診断と臨床診断との相違から，診断名に疑問を呈する意見もあるが，元来，急性疾患がほとんどない歯内療法領域の疾患（急性疾患のほとんどは慢性疾患の急性化）において，臨床病名と病理病名が完全に合致するはずもない．

ただ，もしその診断分類に改善を求めるのならば，もう少し診断を細かくする必要を感じる．たとえば，根尖に亀裂が入った「慢性根尖性化膿性歯周組織炎」も，歯髄壊疽により生じた「慢性根尖性化膿性歯周組織炎」も，根尖孔外に根管充填材が突出して生じた「慢性根尖性化膿性歯周組織炎」も，不十分な根管充填により生じた「慢性根尖性化膿性歯周組織炎」も，同じ病名であってはならない．パーフォレーションは，生じた現症であって病名ではなく，パーフォレーションにより生じた病変を，無理に名づけても「慢性外傷性歯周組織炎」では，病名，診断名と治療学のつながりが希薄になってしまう．これでは，歯内療法により歯痛を診断し，解決することは不可能である．

今後，さらに適切な臨床診断名を考えていかなくてはならないと思う．そして，抜髄処置を行った歯の診断名がすべて「Pul」で，感染根管処置を行った歯の診断名がすべて「Per」としてまとめてしまうのは，戒めなければならない．

さらにもう一点，この「歯」の根尖性疾患の診断は何かという問いかけに対する「不思議」がある．歯内療法の診断は根管ごととなるべきである．たとえば3根あって3根とも同じ根尖病変の状態であることのほうが不思議である．2根が急性化膿性歯髄炎で，1根だけ壊疽

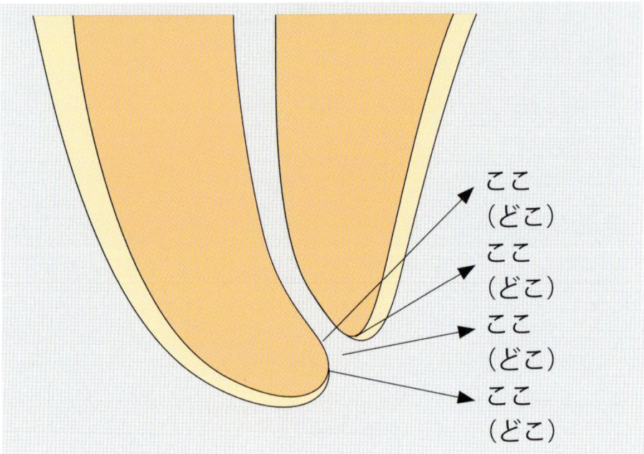

第2章

図1 根尖側基準点はどこにある？　ここからどの1つを選ぶ？
　根尖を破壊しないたった1つの根尖側基準点は，どうやって決めるのか？　これが歯内療法の基本である

性歯髄炎のことだってあるだろう．根管ごとの診断でなければ，1歯単位の治癒は望めない．

2　治療の不思議

歯内療法の基本は，歯の中から感染源を除去することにある．そして歯内療法学とは，免疫応答で出現する骨内病変を病理学的，生理学的，微生物学的に治癒に向かわせ，歯痛の解決も含む炎症疾患に対応した治療学であったはずである．根管壁の削り方ではなく，根尖周囲組織病変の原因となる根管内感染源の選択的除去であったはずだ．

(1)「根尖側基準点」

そもそも解剖学的根尖孔や生理学的根尖孔などといっていながら，なぜ「点」で定めるのかがわからない．根尖孔は「点」なのか．ではその「点」は根尖孔のどの点を指すのか．

根尖部の再狭窄部（Dentin-cementum junction）が図1のように1点で決まるものではないことを，否定する者はいないであろう．では，根尖側基準点で根尖部を切削する場合，どこに根尖側基準点を設け，そしてどこを基準にどのような形態に形成することを想定して行われていることなのか．すなわち根尖側基準点はそこにある部位ではなく，治療の目標とした定める部位であるはずだ．

電気的根管長測定器が「再現性がある」とする意見をしばしば耳にするが，根尖孔のどの部分を示すのに「再現性がある」のかを知りたい．感染根管治療において電気的根管長測定器は，根尖孔付近の感染歯質の境界を示すものではない．また，たとえば「慢性根尖性肉芽性歯周組織炎」では，セメント質は根尖孔部分で多くの場合吸収されている．では，このような病名の疾患に対する場合，根尖孔はさらに複雑になるが，「再現性のある」点はどこに定めるべきか，そのエビデンスを知りたい．再現性のある感染歯質と健全歯質の境界線の設定は，残念ながら術者のスキルに裏づけられた触覚以外にはありえない．そのときに有効な情報を与えてくれるものこそ，電気的根管長測定器なのである．

一方では，根尖孔は脆弱で，#15のK-ファイルが穿通しても根尖孔歯質に亀裂を生じることが報告されている[1]．それほどデリケートな部分であるなら，間違いなく「再現性のある」点がどこかを決めなければならない．

根管内は複雑，根尖孔はもっと複雑なものである．だからこそ，インスツルメントを根管内に挿入することで，三次元的に根尖孔形態が把握できるほど熟練することが必要なのではないかと思っている．それに，根尖孔に至る作業長は，根管の形成サイズによってわずかずつ変化を生じ，根尖部の直径も変化する．それを電気的根管長測定で，はたしてどこまで追従していけるのか．むしろ熟練した手指感覚のほうが，変化に追従できる場合もある．それを理論的に広く伝えることが，専門医の仕事であるとも思われる．

歯科学が医学の一部というのなら，どうしても感覚や熟練の要因は避けては通れない．それは決して非科学的ということではない．医師は聴診器を機械に聴かせて診断はしないし，もしそんな機械ができても推奨する医師はいないであろう．根尖孔外には，一切の刺激，インスツルメンテーションの機会を与えてはならないのである．もちろん，私自身も電気的根管長測定器は使用するが，根尖孔全周を手指感覚で探る際に，インスツルメント先端が根尖孔外に触れていないか，根尖孔外を刺激していないかどうかを確認することにしか使用していない．決して電気的根管長測定器を否定しているわけではなく，電気的根管長測定が熟練した手指感覚に代わることができるような言説に，大きな問題を感じるのである．電気的根管長側定器は世界に誇れる made in Japan ではあるが，根尖側基準点設定における唯一無二の絶対的な存在ではなく，根尖側基準点を定めるための一つのツールとしての存在理由としたい．

根尖孔をたった1つの点で表現することはできない．手指感覚は，点と線をつなぎ，孔としての形態を察知することが可能である．一方，インピーダンスでは点で示すことは可能であろうが，その点が根尖孔のどの部位でどう治療学的に有意な位置を示すのかが理解できない．そして感染根管治療においてインピーダンスが感染の境界を示してくれるわけではない．私は医原性歯痛，換言すればエンド由来歯痛は，この熟練の軽視から起こってくるのではないかと考えている．

（2） 機械的拡大

これはあくまで「拡大」であって「形成」ではない．

「拡大」は，根管充填を行うための根管内の彫刻，すなわち根管充填のための文字通りの「Preparation」とは本質的に異なる．そしてさらに，「拡大」をそのまま「Enlargement」と解釈することは論外である．「拡大」とは，根尖病変の原因となっている根管内の感染源を適切に除去する医療施術のことを意味するのである．ここで適切とは何かについて考えてみよう．

以前から「歯内療法講習会」における根管拡大・形成法が，歯内療法の最初の一歩である「抜髄編」と「感染根管編」程度の区別すら曖昧なままに行われ，さらに拡大と形成の区別もこれまた曖昧に論じられ，何の疑念も抱かれることなく受け入れられていることに不思議を感じていた．そしてまた，感染物除去に関して，保存領域では歯冠部歯質の「MI」が声高に叫ばれるなか，根管内に関しては厳密な「MI」の概念がない．

現在行われている抜髄時の形成を準用した拡大方法では，わずかな感染物除去のために多大なる健全歯質が失われてしまう．また，この拡大方法では，歯科における物理学的な理解の基本である「感染象牙質は，健全象牙質と硬さが異なる」ことが全く活かされていない．根管内

第 2 章

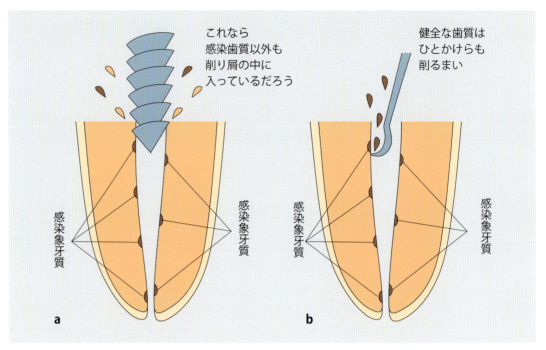

図2　Enlargement（a）と Debridment（b）
a：技術論すら未熟だった時代の考え．これでは治療ではなく作業だと思う
b：マイクロスコープの普及により，昨今このような概念も生まれつつあるが，現在のところ，マイクロスコープで視野に入る主根管などの巨大な根管でしかできない．あらゆる根管にこのような方法を適用することを考える．再現性を考慮すると夢のような話だが，これが本来の歯内療法であるはず

と歯冠部では象牙質が本質を異にするとも思えないのだが，歯冠部でカリエスチェックやカリエスディテクターの使用を推奨し，健全歯質と感染歯質の選別に熱心な「MI」の発想は，根管内に至っては忽然としてその姿を消す．私は，根管拡大（くどいようだが「形成」ではない）にロータリーインスツルメントが登場してきたとき仰天した．感染歯質の選別を考えずにロータリーインスツルメントを使用すれば，「MI」の概念などなくなってしまうからである．

　これでは，根管治療における拡大は「Enlargement」の域を出ることはない．あくまで，歯内療法における拡大は，「Enlargement」ではなく，「Debridement」でなくてはならない（図2）．現行の「Enlargement」の方法では，感染象牙質除去のためにどれだけ多くの健全象牙質が失われているか，考えるべきであろう．根管壁の削合は二度とやり直しの効かない，その患者にとって一生に一回のことなのである．削り取られた健全歯質は決して回復することはないのである．大腸ポリープの手術で大腸をごっそりと摘出して，その中にポリープが含まれているといった手術がありえるのか．私は，「必要最小限」が医療施術としての根管拡大の原点であると考えている．少なくとも治療学である歯内療法では，根管壁の感染象牙質を判別できるよう，客観的手法に限りがあるのなら，あとは感覚を研ぎ澄ます努力をするしかないと思う．それができるのが専門医というものであろう．

　現在の根管形成と称する削り方の指導は，学生に基本として教えるのならよい．また，視覚的に根管充填後のデンタルX線写真という目標を与えて教育することは，教材としてはよかろう．

> 私の恩師は，学生実習のときに「ファイルは根管壁を削る道具ではない．象牙質を切る道具である．しっかりと切る感覚を身につける実習をしてほしい」と語られた．

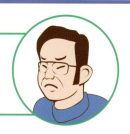

　学生だった私は，歯内療法実習の初日にして，この一言で一生涯を賭けて歯内療法の道を進むことに決めた．根管壁の切削方法は歯内療法におけるほんの入口，そこからはいかに技術の彩りを添えるかが勝負であると考えている．

　歯内療法が議論すべきは，根管の湾曲に沿ったきれいな切削法ではないような気がする．それは基本にすぎないと思う．現実の疾患を目の前にした歯科医師にとって，根管充填後のデンタルX線写真のみた目なども自身の治療の水準評価の基準にすぎず，最終目標ではない．歯内療法の学術的および技術的知識を統合して，疾患の本態と治療学を結びつける．そして，目の前に存在する疾患を治癒に導くのに，つまり最も有効な選択的感染源除去のために，まずは何を行うべきかを考えて，それらを基準に根管拡大について論議すべきである．

　感染象牙質の選択的除去に関していえば，安易なEDTAの使用も問題となる．濃度や作用時間を調節し，象牙質への悪影響をできるかぎり排し，スミアー層を選択的に除去可能というのなら，洗浄剤として価値がある．実際，根管貼薬剤の効果が見出しにくい症例において，3～5％に希釈したEDTA[2]使用で，有効に貼薬効果がみられた経験がある．しかし，根管形成時の補助剤としての使用なら，絶対反対である．根管壁全体を軟化してしまえば，もはや感染象牙質と健全象牙質の選別は全く不可能となる．そこにロータリーインスツルメントを使用することで，過剰切削が起こることは明白である．

　繰り返し述べる．歯内療法における技術とは，根管内の感染象牙質の選択的除去を目的とした技術であって，絶対に形態を整えるための技術であってはならない．単に見栄えのよい根管充填後のデンタルX線写真をつくるための技術を目指しているものになってはならない．

　たとえば，次の症例をみてもらいたい．

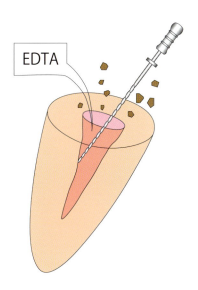

第2章

症例 1

　患者は，44歳の女性である．ものを食べると痛いということで，近くの歯科を受診．5̅に深いう蝕を生じ，う蝕巣は歯髄に達しているということで，即日に抜髄処置を受けた（紹介状に歯髄診断はなかったが，現病歴から慢性潰瘍性歯髄炎か？）．抜髄直後および補綴処置が終了するまでは問題なく経過したが，やがて頬に痛みを感じると，歯に自発痛を生じるようになった．

　当初は短時間で痛みは治まっていたが，徐々に自発痛が長引くようになり，最近では絶えず痛みを自覚するようになり，再びその歯科を受診するが，原因がわからないと告げられた（1-1）．

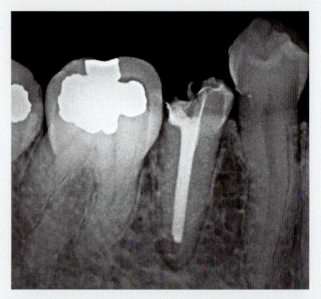

1-1　当院初診時のデンタルX線写真
　EDTAの使用やロータリーインスツルメントの開発などが注目されるが，歯内療法は根管壁象牙質の切削技術ではなかったはずである．歯内療法のなかに感染巣の選択的摘出の概念は，存在しないといわざるをえない．これは抜髄という感染歯髄摘出の範疇では，考えられない．抜髄のために健全歯質の根管壁をこれだけ多く削合する必要はなく，デンタルX線写真をみれば根尖破壊は明白である．結局，Backup preparation（詳細は118ページ参照）による根尖保護と薬物療法で，症状は軽快した．たとえ抜髄の「形成」であっても，歯内療法が治療学であるのなら（根管充填のための技術学でなければ），根管壁の削合は必要最小限でなければならない．インピーダンスによって根尖側基準点として点による根尖孔を評価し，根管充填のしやすさのみを考え，根管壁を削合すれば，根尖の器質障害は避けられず，結果，慢性痛の発症の母地となる

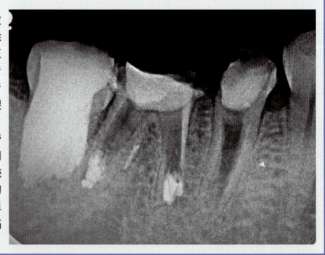

> **参考症例**：歯内療法の痛みへの対応について問う症例である．感染と痛みは必ずしも一致しない．もし，歯痛の持続を訴え，救急受診を繰り返したら，どうしよう．ひたすら根管壁の感染源除去と称して，器具操作を続けるのだろうか．実際に患者は主治医から，痛みが取れるまで根管を拡げるしかないといわれたそうである．根管拡大は，痛みの解決につながるのだろうか．顕微鏡でもCTでも，「痛みの虫」はみえない．歯内療法の技術論は，根管壁のファイルによる切削と有機質溶解，無機質脱灰薬剤による清掃がほとんどである．持続的な歯痛に対して，ひたすら根管を拡大し続けたが，拡大という根管の彫刻技術は，除痛学と同次元にあるのだろうか．逆に，根管の彫刻方法の伝授は，持続する痛みに対してどのような意義があるのだろうか．根管内の切削以外の治療方法の検討が重要であろう．根管内の切削は，単なる技術論であって治療学とは別次元のものと考える．では，痛みが続くときに，歯内療法はどうすべきなのか

(3) 根管貼薬

現在，根管貼薬剤として水酸化カルシウムがゆるぎない地位を得ている．これに関しても不思議を感じる．

なぜ，歯科の世界では「これ1本」なのか．薬とは，疾患に対して原因除去か対症療法かの目的をもって，適切なものを選択し，適切な量と期間をもって使用されるべきである．この世に万能薬など存在しない．ワインの著書に，N2に対して「万能薬と考えてはならない」の記載があるが，まったく同感である．

水酸化カルシウムが「○○菌が主体となり生じた急性根尖性化膿性歯周組織炎の治療薬」という存在なら理解できるが，「歯内療法全般の治療薬」では理解できない．しかも，これだけ市民権を得たその水酸化カルシウムですらも，この病名の場合は何％，この病名の場合はペースト使用，などといった使用方法の基準すら定まっていない（図3）．さらに，水酸化カルシウムが根管貼薬として登場して以来，これほどの年限を経ているにもかかわらず，それに代わる薬剤の開発がないのが不思議である．しかも，種々の薬用量設定や使用期間設定も，何も定められてはいない．ここでも歯科は診断というものを放棄しているように感じる．

抗生物質の変遷をみればわかるように，微生物との戦いは日進月歩でなくてはならない．そして武器である薬は，その種類や使用法も日々進歩を遂げ，さらに多様な微生物に対して有効な薬であれば，同系列であっても種類をどんどん増やしていくのが，医学としての薬理学の役割である．抗生物質のなかに合成抗菌薬が登場したときの効果の切れ味はすごかった．治療学において，薬が減らされていき，「これ1本」になることなどありえない．疾患に即応した治療薬の選別を，確立する必要がある．これまでフェノール誘導体やホルムアルデヒド系の薬剤も，否定の渦に巻き込まれるまで，その処方はさまざまな変遷を遂げていた．

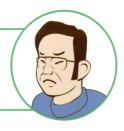

この世に副作用のない薬などない．

経験知でものを語るのはよくないかもしれないが，根管内貼薬は確実に根尖性疾患に対する治療効果が認められる．それならば水酸化カルシウムは，ある疾患に対する治療薬の選択肢の一つであって，ミスター貼薬剤であってはならないと考える．

根尖性疾患	水酸化カルシウム
慢性（急性，亜急性）根尖性漿液性歯周炎 慢性（急性，亜急性）根尖性化膿性歯周炎 慢性根尖性肉芽性歯周炎 歯根嚢胞 急性一部性（全部性）漿液性歯髄炎 急性一部性（全部性）化膿性歯髄炎 慢性壊疽性歯髄炎　…	→ 濃度も，用量も，原因も，一切考える必要のない超万能薬…？

図3　なぜ水酸化カルシウム1本なのか？

第2章

　いまや「FC」はまさに歯内療法界の敵役ではあるが，本当に日常診療でFCに助けられたことはないのだろうか．貼薬剤は根尖性疾患という多様な病気に対する治療薬と考えている私には，現在のフェノールやFCに対する嫌悪は異常に感じる．根管清掃に使用する次亜塩素酸ナトリウム溶液も，ホルマリンに負けず劣らずの毒性があるがゆえに効果があるはずだ．これに対して清掃剤は一過性の毒だからよいというのなら，FCも一過性である．たかだか1日でホルマリンの存在は1/32となることは，周知のことである．

　なぜ，過去の膨大な臨床成績を黙殺してまで再評価を否定し，フェノールやホルマリンやクレゾールの駆逐に走るのだろうか．現実的に，FCの毒性や環境破壊に関して，問題提起は多々存在するが，否定基準に達した結果を目にしたことがなく，問題点が発癌性や組織移行性というのなら，治療効果のある薬剤はまずありえない．ましてや歯科材料など，ほとんど使用不可能だ．

　貼薬に関わる慢性痛に関していえば，慢性痛を引き起こす根管貼薬剤は，水酸化カルシウムのペーストが圧倒的に多い．この貼薬の危険は，また実例をあげ述べていきたいと思う．ここでも思う．もし歯内療法が痛みの原因として，細菌学だけではなく生理学にも目を向けていたのなら，現代の歯内療法の貼薬における趨勢，潮流は異なったものとなっていたであろう．

(4) 根管清掃

　FCの毒性を論じるものは数多く目にするが，その他の材料薬剤の刺激や毒性に関しては，不思議なほどに議論の題材とはならない．FC以外の材料による生態系の破壊もすごいものであり，根管清掃剤にしてもかなりの毒性である．たとえば，仮封除去前に30%過酸化水素水で清拭することを推奨する論文もあるが，この薬剤も毒性が強く，過酸化水素水は，その発癌性のためスプレー使用ができないことも有名である．私も別にFCを推奨しているわけではないが，だからといってFCを否定する要素と同様なレベルを他の薬剤や材料に求めず，FCのみを否定している姿勢に対しては，理解ができないのである．

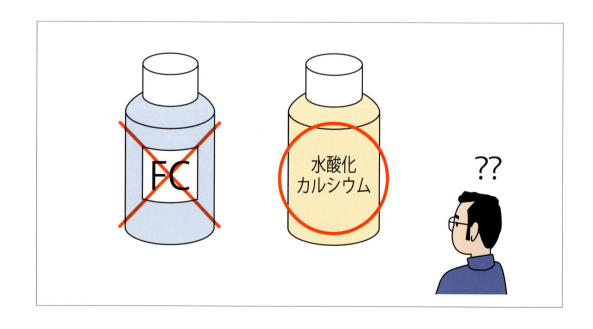

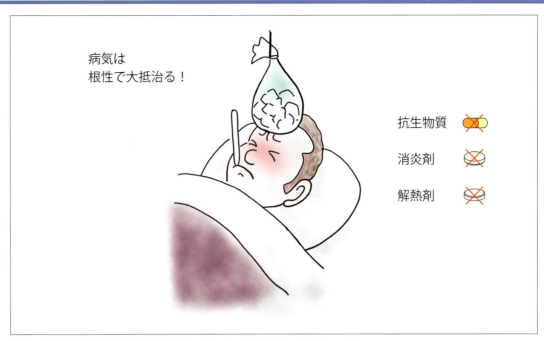

図4　なぜ薬の力を疑う？
　　　これでは医療ではなく祈祷になってしまう

　現在，根管貼薬よりも根管清掃のほうが注目されているように思うが，ここにも診断が必要であると考える．たとえば，根管清掃だけで治癒した症例があれば，それは根管清掃のみが適用されるべき根尖性疾患を見出したと考えるのが医学だ．もし根管清掃のみで根尖性の病気のほとんどが治せるというのであれば，その本態すら完全に理解されていない「感冒」に対して薬剤を使用することなく，栄養のあるものを食べ，暖かくして，ゆっくり休めば治癒に向かうということと同義のような気がする．体力・免疫力が感冒のウイルスと随伴するさまざまな感染を凌駕した場合にはよいが，「治療学」というものは，たとえば「適切な薬剤」が必要な「感冒」に対する診断学を確立すること，さらにその「適切な薬剤」をより発展させることであると解釈する．根管洗浄で治療する症例の診断を選別する方法を講じるのなら理解できるが，もし「適切な薬剤」を必要とする疾患を切り捨ててしまえば，歯内療法はまた一歩，医学からかけ離れたものになるし，治療につながる診断学の発展の幅が狭まるような気がする．

　私は，根管清掃に続き，適切な根管貼薬剤の選別と使用することなしでは治らない症例に対応する診断と治療技術こそが，「歯内療法」というものであると考え，日々精進に励んでいるつもりである（図4）．

第2章

症例2

　患者は42歳の女性である．7┘の充填物が脱離し，近くの歯科を受診した．初日の治療終了時に激痛が走ったが，まもなく治まった．しかし，その夜の就眠時に軽い自発痛を自覚して以来，決まって就眠前に歯痛を自覚するようになった．その後1カ月ほど経過し，自発痛の時間が長くなり，現在では1日中自発痛を自覚し鎮痛薬を常用するようになってしまった．物理的刺激でも一定期間継続的に刺激を与え続けるものは，十分に慢性的歯痛の原因になりうるのである（2-1）．

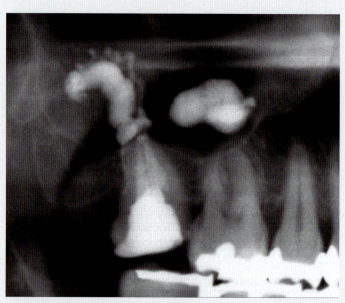

2-1　当院初診時のパノラマX線写真
　水酸化カルシウム貼薬の危険．ペースト貼薬の問題は，決して看過できない．これは極端な例ではあるが，根尖孔外に触れるのは，量の問題ではない．これは失敗例じゃないか，との意見もあろうが，ペースト貼薬では根尖孔からわずかに溢出することは，しばしば見受けられることであろう．糊剤を根尖孔まで効果を示すように貼薬するのであれば，必ず根尖孔外に対する物理的刺激源になっており，立派な慢性痛の原因である．実際この患者は，溢出した水酸化カルシウムが吸収されてからも，何年にもわたって慢性痛治療を受けることになる．接触しなければ有効とはならない薬剤は，少なくとも接触痛にとっては危険である

(5) 根管充填

慢性痛の原因として，根尖孔外への根管充填材の溢出は大きな原因となる（図5）．歯内療法の学術講演において，貼薬剤の毒性を論じた講演の最後に登場する根管充填のデンタルX線写真に，側枝も含めた根尖孔外に根管充填材が飛び出ている像をみると，非常に驚かされる．

感染がなくとも魚の骨が刺さったままの喉は，痛いままである．

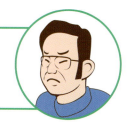

一過性に刺激のある薬剤が喉を通過して喉が嗄れても，3日もあれば治る．どちらが問題であろうか．少なくとも根尖孔外への根管充填材の溢出は，慢性痛を考える者として重大視するべきである．適切な使用法による貼薬剤を原因とした慢性痛と対峙する機会はないが，根管充填材に起因した慢性痛は普遍的に遭遇する．

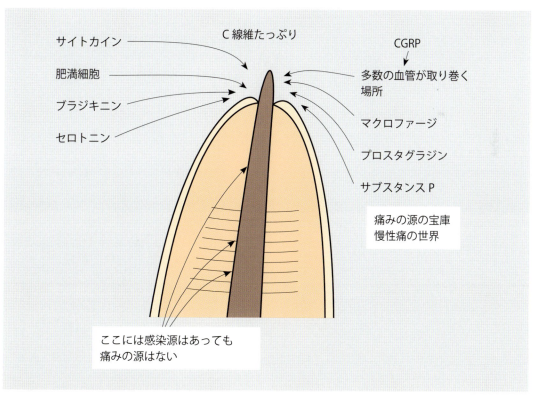

図5　根管充填材溢出の痛み

第2章

症例3

　患者は37歳の女性である．4| 深在性う蝕による露髄を生じ，慢性潰瘍性歯髄炎の診断のもと，抜髄処置を受けた．翌週，根管充填処置を受けたが，その際に強い痛みを自覚した．
　その後は何事もなく経過していたが，4日ほど経過したころから，うつむいたりしたら歯痛を自覚するようになった．副鼻腔炎ではないかと考え，耳鼻科を受診するも，問題なしとのことであった．その後も折に触れ，頭痛を伴う歯痛が出現するようになり，やがては1日中歯痛に悩まされるようになった．あきらかに抜髄処置を受けた歯に自発痛を自覚し，痛みが強くなるときは，歩行も困難になるほどである（3-1, 3-2）．

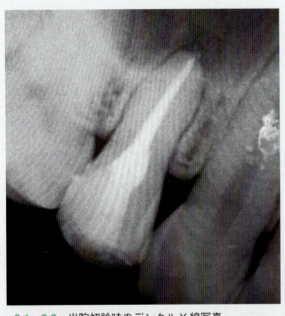 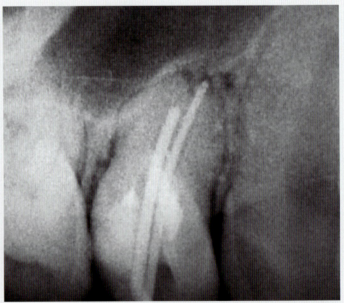

3-1, 3-2 当院初診時のデンタルX線写真
　一見，ほどよい根管充填のような感じを受けたが，根管充填材を除去し，根尖を調べたら（偏心投影），オーバーインスツルメンテーションおよびオーバーフィリングが認められた．これは歯内療法の注意事項の基本であるが，立派な慢性痛の根源となりうる．やり直せばいいと思われるかもしれないが，この症例の場合は再根管治療を施しても，軽微な自発痛は消失しない．そして再根管治療によって削除した根管壁，壊れた根尖孔は元に戻らない．もしそこに顔面痛を生じたら，「エンド由来歯痛」として痛み表現の場を提供することになる

根管治療は慢性痛の標的を生む

　ここで話を痛みに戻そう．C線維に関わる痛みは，あらゆる場面で慢性痛に関与してくる．まずは，慢性痛の標的になった根管治療のデンタルX線写真を網羅する（図6）．これらのなかで，パーフォレーションや根尖病変の原因となった治療器具破折片の残存などは，おそらくはすでに歯科医師自身の治療の問題として，心が痛んでいるだろう．しかしながら，水酸化カルシウムの貼薬で生じた慢性痛や，オーバーフィリングが原因で生じた慢性痛などについても，そして巨大なコア，すなわち多大な歯質の損失なども，非常に大きな治療上のミスとして考えるべきである．

　さらに歯科用顕微鏡へのモノとしての偏執的評価も困りもので，顕微鏡を使っているからよい治療なのではない．よい治療をする者が顕微鏡を用いることで，精度がさらに上がるということなのである（図7）．たしかに私も顕微鏡は使用するし，はじめて顕微鏡で覗いた世界の感動は忘れない．そして，確実な歯内療法に顕微鏡は必須のツールである．ここで主張したいことはこの一点，十分に歯内療法のトレーニングを受けていない者が顕微鏡を使用するとどうなるか．顕微鏡を使う前に歯内療法の基本を十分に習熟するのが，何にもまして優先される．その症例を紹介しながら，歯科用顕微鏡への過度の信頼について考えてみたいと思う．

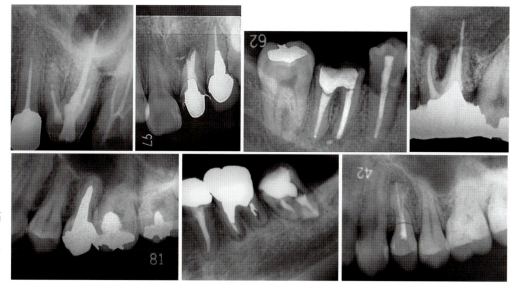

図6　非歯原性歯痛の標的になった歯．どこに問題があるのか，考えてみよう

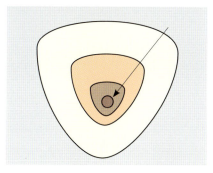

図7　根尖孔みえた！
　ここだけが治療のターゲットとなる．もはや根管壁の厚みも歯根の外形も，そして根尖孔外も視界には存在はしない．ひたすら根尖孔付近を探り，根尖孔付近に触れ，根尖孔付近を器具で削る．有限の根管壁，すなわち歯根があって，はじめて根管という空洞がある

第2章

症例4

　患者は42歳の女性である．7̄にう蝕ができ，食べ物が詰まるとのことで近くの歯科を受診．その医院の院長は，当院は根管治療に顕微鏡を使用しているから高度な治療が可能であるとの説明を受け，う蝕が深くなりすぎているとのことで，即日に抜髄処置を受けた．

　根管充填を受けたころは，何か変な感じがするなと考えていたが，深いむし歯なので仕方がないと考えていた．その後，3カ月しても6カ月が過ぎても痛みは去らず，むしろ強くなってきたので，再度その歯科を受診．「治療は完璧なので，痛みは歯ではない」（顕微鏡まで使用しているので，と実際にそういわれたそうである）と説明を受けた．その後も自発痛は強度を増し，日常生活にも支障をきたすようになり，再度その歯科を受診すると，再度顕微鏡を用いて根管治療をやり直し，「やることはやったが痛みが取れない，これは非定型性歯痛」と説明され，近くのペインクリニックを紹介された．

　そこで40回ほど星状神経節ブロックの注射を受けるが，一向に回復せず，むしろさらに歯痛は増大した．ペインクリニックの方からは，やはり歯が悪いのではないかということで，治療を終了された．

　そこで元の歯科医院を経由して当院受診となった．抜髄時の根管形成であろう遠心根の削除量をみれば，2度目の感染根管治療に使用された顕微鏡が問題というよりも，顕微鏡の視界で根管を形成する術者の技量を疑わざるをえない（4-1）．

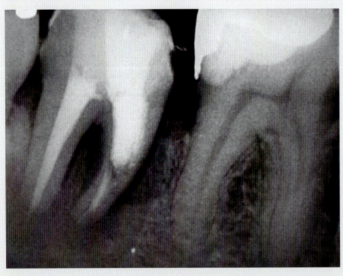

4-1　当院初診時のデンタルX線写真
　顕微鏡は治療に確実性を与えるためのツールである．視界にある根管は空洞，その周囲の根管壁は有限の人体である．顕微鏡に熟達していない者は，空洞を相手に根管治療と称せられる壁の彫刻に専念する．繰り返し繰り返し，根管内を削っているうちにこうなった．たしかにこの治療はおかしい．ただ，痛いからといって，その都度行われる繰り返しの根管削合は，これと五十歩百歩ではないか．空洞を広げることは，生体の体積を失うことを意味する

「完璧な治療」が「エンド由来歯痛」をもたらす

　ここで種々の最新機器を用いた「完璧な治療」の後，日常生活に支障を生じた根管治療のデンタルＸ線写真を示す(図8)．顕微鏡，ロータリーインスツルメント，そしてオブチュレーションによる根管充填は今や歯内療法講習会の定番であるが，

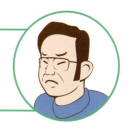

> 基礎的歯内療法の修練を積んでいない者にとって，
> まさに「エンド由来歯痛」製造機

と断言してもよさそうである．

　基礎的な修練を積むことは，顕微鏡やロータリーインスツルメントを確実に使用するうえでの必要欠くべからざる道であり，その道があってこそ，「エンド由来歯痛」を生じない歯内療法が可能になるのである．指先にタコができ，タコが潰れ，タコができなくなるまで修業してこそ，最新機器は活きる．

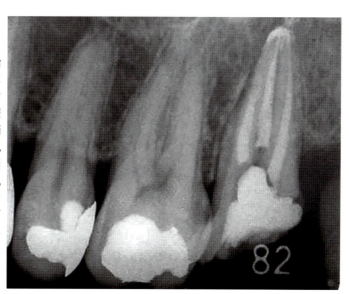

図8　修練のない最新機器による根管治療の問題点
　顕微鏡は，根尖孔外の世界をみられない．顕微鏡治療は，顕微鏡ではみられない組織を想定できるようになるまで，修練を積むことが必要．顕微鏡の視野だけでの治療技術を論じていては，顕微鏡による痛み治療の将来はみえてこない．熟練せずに，How to のみ踏襲すれば，必要以上に根尖にストレスを与え，根尖孔のみが治療の対象となり，根管壁の概念はすっかり消えてしまう．また，顕微鏡による根管充填は，根尖孔外に刺激を加えない技術も考えていかなければならない．さらにロータリーインスツルメント，そしてオブチュレーションタイプの根管充填が広まるなか，こんなオーバーインスツルメンテーションとオーバーフィリングが本当に増えた．この症例も慢性痛と相まって患者を苦しめた

第2章

現代歯内療法に対する慢性痛からの不満

　では，現代歯内療法に対する私論のまとめに入ろう．

　歯内療法の発展は，いつからか治療学の本質を見失ってしまったような感じがしてならない．この言葉は，何度も私の頭の中を駆け巡る．

　歯内療法では，診断とそれにつながる治療学が本質であったはずで，根管壁の削り方は外科でいえばメスの持ち方に等しく，治療学に入る前準備に相当するものにすぎない．ということは，歯内療法の発展は，いまだ入口に立ったところであることを意味しているのか．何より，それらの根管壁の切削方法の種々の理論は，個々の疾患の一体何を対象にしたものなのか，いやもっと大ざっぱに，はたして抜髄を対象としているのか，感染根管治療を対象としているのかさえ不明であることは執拗に述べてきた．

　そして感染根管治療において，感染象牙質を除去する名目のもとに健全歯質を犠牲にしてはならない，との考えも前述した．現在の根管壁切削方法の数多くある講習のなかで，細い湾曲した根管に対して，健全歯質を可能なかぎり残し，感染象牙質のみを選択的に除去する方法に言及しているものは，ほとんどない．

　歯髄や根尖周囲組織は，さまざまな生理学的メッセージをわれわれに送ってきているはずである．しかし，われわれはそれを黙殺し，一方的に根管の削り方を歯内療法と称しているのかもしれない．歯髄の除去方法に目を向けるのが抜髄処置であって，歯髄のなくなってしまった根管という空洞の作り方は，「抜髄処置後処置」とでも呼ぶべきではないだろうか．

　また，根管内細菌に関して，バイオフィルムの多様性，真菌の問題，感染に対する配慮を否定する余地はなく，むしろ歯内療法の本道を行く論点である．これらは，薬剤の刺激より微生物のもつ生態系の破壊の怖さを示唆しているではないか．ところが一方で，根管貼薬剤を否定する姿勢は（使用してよいのは水酸化カルシウムのみという発想は，本質的に否定していることと変わりない），感染にこだわって，痛みもすべて感染とつなげた考えをもつ一方，貼薬のあり方に関しては，細菌との戦いが大きな問題ではないと考えているとも解釈可能である．

　多様化する細菌と闘うのに，薬剤の種類を減らすことを考えてはならない，絶対に増やすことを考えるべきであると主張した．そのなかには，過去の膨大な裏づけをもつFCやフェノールは，検討薬剤であるはずだ．多くのFC否定の立場の先生方も，おそらくは過去に何の抵抗もなく，学術的裏づけをもとに使用してきたはずである．そのときの科学的理論は，一体どこへ行ってしまったのであろうか．そして，感染は感染源の物理的除去により解決するという，現在の考え方の損益は，本文中でも十分に述べてきた．やはり最終的に細菌とは薬剤で戦うべきであると思う．

　毒性という論点で抗菌薬を論じる場合は，否定ではなく選択毒性で考えるべきであろう．たしかにMTAの歯内療法上の利点は，あまりに多彩である．しかし，MTAがFCと同じだけの歴史を経たのち，はたしてFCで現在論じられているような毒性の問題は皆無，とい

い切れるだろうか．水酸化カルシウムにも，同じことがいえよう．そしてもし，これから先も水酸化カルシウムの毒性の問題が小さいならば，細菌と闘う効果も小さいということなのかもしれない．本当に水酸化カルシウムが，歯内療法の貼薬の有終を飾り，あらゆる多様な微生物に対応でき，そして人体に対して毒性をもたない万能の奇跡の薬剤となるのであろうか．さらに水酸化カルシウムは，そもそもさまざまな疾患の何に対するものなのか．もし最強最適であるというのなら，くどいようだがこの診断名なら何％の水酸化カルシウムを何g，何日間適用，といった基準の設定は，急務といえよう．決定的薬剤には，それだけの厳密性が求められるべきである．

根管貼薬剤が感染のみに目を向けた細菌学だけでなく，歯髄や根尖周囲組織も含んだ生理学的見地からも考えられてきたら，もっと違う方向に進んでいったものとの考えを繰り返し述べてきた．

生物学を理論のみで論じる怖さは，痛み治療を行っていると嫌というほど味わう．たとえば，有用性が確認されないとして歯科適応から外された「アクディーム」や「ダーゼン」のような消炎酵素剤が，どれだけ上顎洞関連の慢性痛に有効であったか，私だけではなく，有名な慢性痛治療を行う医師は，自身の講演のなかで声高に語っておられた．

これらの言葉と考えは，あまのじゃくに歯内療法の趨勢を否定しているのではない．ともすればHow toに走りがちで，技術論が中心となる歯科の世界において，いま一度歯内療法は生物学，そして医学の基盤に立ってほしいという思いに駆られてならない．歯内療法の本分の一つである除痛治療は，絶対に技術論では語れない．感染源除去への腐心以上に重要なことである．ただし，それですら技術論に先立つ生物学がなければ，治療学としての先はみえてはこないだろう．歯内療法における種々の内容，たとえば根尖側基準点の設置すら，決して完成ではない．もっともっと皆で一から十まで考え直そうと提言しているのである．

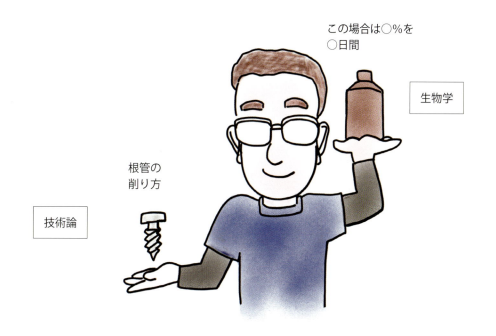

第2章

そして歯内療法は診断に立ち返る

　そして何より繰り返して強調していいたいことは，歯内療法における診断に対する姿勢である．「Pul」「Per」といった診断名は論外としても，治療につながる診断名が見あたらない．本来ならば，「急性○○歯髄炎」や「慢性○○根尖性歯周炎」といった特定の診断名があって，この「○○」に相当する治療法を確定するのが診断学の本義である．しかしながら，現在の歯科臨床では，この「○○」の分類が曖昧で，形骸化という言葉がぴったりの現状である．病名をつけても，「Pul」「Per」の診断名を問い，それに即した治療をしては意味がない．診断に応じた治療概念の確立も必要だ．

　ましてや慢性歯髄炎診断になると，ほとんどなきに等しい．臨床に即応する慢性歯髄炎の診断がほしいところである．さらに，パーフォレーションや根尖破壊に対する診断学も，現症を提示するだけで，診断として存在しない．それゆえ私は，慢性外傷性歯周炎という診断名を推奨し，本書でもその診断名で表記している．自発痛に対する診断は「急性」という表現しかもたず，ましてや慢性痛に対する診断はない．歯性の慢性痛に対する歯内療法としての診断名の整備もなされていない．また，慢性歯痛に関与する関連病態に対する診断も，確立されていない．それゆえ，歯内療法で対処しきれない歯痛は，歯痛でありながら歯科医師は診断をすることを放棄し，「わからない」という理由から何でもペインクリニック紹介という状況である．

　ペインクリニシャンは医師なので，歯のことはわからない．なぜ，共観するシステムをつくらないのか．それは，歯痛に対する診断学が歯内療法，いや歯科に存在しないからである．硬さや色といった物理学としての歯科学は，もはや十分に成熟していると思う．またそれにこだわるかぎり，歯科は医学にはなれないし，歯痛は歯科医師の仕事とはなりえない．そして歯痛はペインクリニックの範疇でもない．となれば，慢性歯痛の行き場がなくなってしまう．

　生物学的に思える歯髄保存にも，語るほどの生物学的診断学はない．AIPCとの名目で中途半端に保存された歯髄が原因となって，慢性的歯痛に移行したものだってある．残念ながらAIPCの原点となる診査法（診断ではない）は，う蝕検知液の色という物理学的な視点である．一体どんな歯髄の炎症が，AIPCの適応になるのか，生物学として知りたいと思うとともに，ぜひとも確立したい．慢性歯髄炎に移行させたり，退行性変化により歯髄をしばし保存しても，意味がない．

　本来，歯髄保存は生物学的な歯髄診断のうえに成り立つべきものである．慢性痛から歯を守る方法は一つ，歯科も医学に立ち返り，生物学で考えることに尽きる．それが「エンド由来歯痛」の解決への道となる．とにかく，歯科治療学は診断の概念が希薄すぎる．治療の開始におけるラバーダムでも，かけてはならない症例が存在するのである．慢性痛の患者のなかには，ラバーダムをかけたがために，何日間も歯痛の増悪に苦しむケースを，実際少なからず経験している．「こういう診断によりラバーダムをかけることはよくないので，かけずに治療を行う」ということは，立派な正しい治療行為なのである．物理的基準ならラバーダムをかけない治療はありえない，ということになろうが，生物学的にはそのかぎりではない．これも「さじ加減」の一つであり，このあたりについても理論的診断を確立したいと考えている．一から十まで歯内療法は診断学に立ち返らなければならないのである．

症例5

患者は52歳の男性．私の出張病院の歯科において，急性漿液性歯髄炎で救急受診した．当日は処置を行う時間がなかったことから，歯髄鎮静処置としてクレオドンを貼薬し，Z.O.E.セメントで仮封を施した．

2日後，仮封が脱落し，救急受診した際，私の出張日ではなく，別の者が対応した．その際，カルテに次回抜髄と記載してあるにもかかわらずAIPC処置を施し，次回の抜髄の予約をキャンセルしてしまった．しかし，その後激痛に近い自発痛に見舞われ，結局抜髄処置を行うに至ったが強い接触痛は取れず，抜髄から9年経過時においても，鎮痛薬が手放せない生活になってしまった（5-1）．

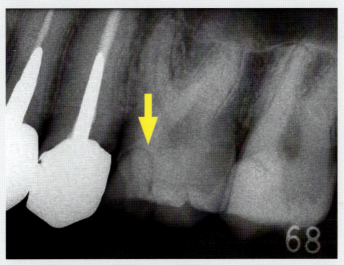

5-1 慢性痛治療中のデンタルX線写真
危険きわまりない慢性痛のキーワードである「診断の曖昧なAIPC」そして「とりあえず歯髄保存」．本症例は，急性歯髄炎を経由した慢性歯髄炎に対するAIPCであるが，結局，夜も眠れぬ自発痛で抜髄した．この患者は，抜髄から9年経過した現在も，鈍痛の持続で鎮痛薬が手放せない日々である．診断なきAIPC，つまり象牙質の硬さのみで歯髄保存を決める問題点はここにある．「たいていは大丈夫」というが，慢性痛は「たいてい」ではない人を長期苦しめる疾患である．抜髄には抜髄のタイミングというものがある．特に漿液性歯髄炎のように長期にわたり急性症状を繰り返すものは，感作を招来する可能性が高く，中途半端な診断のもとに施行されるAIPCにより化膿性歯髄炎に移行すれば，感染性炎症であると同時に，神経原性炎症の要素も加わってしまう．「とりあえず歯髄保存」という考えは，考え違いであるといえる

第 2 章

あらためて慢性痛と現代歯内療法の向かうべき方向

　ここでいま一度，「エンド由来歯痛」と現在の歯内療法の趨勢をつなげて考えてみよう．
　「エンド由来歯痛」にとって，手技操作上で最も問題となることは，パーフォレーションや根尖破壊などのいわゆる失敗は語るまでもなく，象牙質の絶対的量の不足に尽きるのである．そして，失敗に属するにもかかわらず比較的無反省に受け入れられているものとしては，一過性の刺激ではない根尖孔外の異物の存在である．そして治療上の最大の問題は，歯髄診断の貧弱である．

　この問題に答えるべく考慮された治療学が，現時点の歯内療法の進歩に関する展望に含まれているだろうか．種々の講習会の案内や歯内療法の How to ものの案内は，数多く手元にやってくる．しかしそれらのなかに，診断別の根管内の機械的拡大形成法，器械まかせではない治療学としての診断別の根尖側基準点（私はあくまで根尖孔は点とは思っていないが，あえて一般的概念に即していうと）の設定方法，診断に即した微生物学的・病理学的・生理学的観点からの貼薬剤に対する概念の確立，診断に応じた根管の清掃方法（何でも取り除くのは，生態系の概念から医学ではない），診断に応じた根管充填方法（とにかく詰めるは，医療とはいいがたい）が，少しでも考慮されているだろうか．それらの点を踏まえ，本書では「エンド由来歯痛」を，今後の慢性痛治療における歯内療法の重要課題とすることを提言したい（図 9）．

・歯髄保存の可否は，疾患（診断）が決める
・ラバーダムの使用は，疾患（診断）が決める
・根尖側基準点の位置は，疾患（診断）が決める
・Debridment のインスツルメントは，疾患（診断）が決める
・根管清掃の方法，薬剤は，疾患（診断）が決める
・貼薬剤は，疾患（診断）が決める
・根管充填方法は，疾患（診断）が決める

　歯内療法にとって，根管内を充塞する根管充填材の白い画像は単なる指標であって，目標ではないことを銘記するべきである．根尖孔は生物学的に治癒させるべきであって，たとえ側枝であっても物理的閉塞はよくない．オーバーフィリングは失敗例であったはずで，たとえ経過がよくても，それは生物学的には偶然である．
　歯内療法の後，根管には，根管壁のさらなる削除を伴うコア形成や，咬合による多大なる物理的外力が待っていることを忘れてはならない．歯内療法を専門とする医院の多くは補綴治療まで行っていないが，支台築造までは完全に歯内療法である．歯内療法学的補綴を考えなければ，歯内療法は完結できない

図 9　歯内療法の成否は疾患（診断）が決める

> たいていではない症例に，「たいていは大丈夫」と同じ治療概念で対応したところに，「エンド由来歯痛」は待っている．

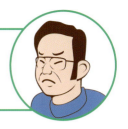

　この「エンド由来歯痛」という視点をもとに，次章では日常診療で頭を悩ませている慢性歯痛や原因不明とされ，歯科医師が対処しきれない歯痛に関して述べていきたい．

第 2 章

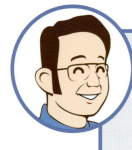

まとめ

　歯科治療はその治療学を，学問的な面から評価を行い完成していく道筋と，海外の講習などで得られたものが広まる2つの道筋がある．同じ専門的学問における学会でありながら，それぞれの道筋に沿った学会にも参画する人脈にも，異なりを感じる．歯内療法も例外ではない．ただ，それらの異なる人脈が共通して目指したものは，感染に目を据えた細菌学としての歯内療法であった．

　しかし，感染だけでは痛みを論じきれない．本来，痛みは生理学的に問うものなのであるが，従来の歯内療法では生理学的視点が貧弱であった面を否定できない．特に，特定の歯に生じる歯痛となると，生理学で対応しようという考えは顔をみせることなく，ほとんど細菌学で解決しようとする道を歩んできている．いまだにその道は大きな変化をみせずに，未来に向かって伸びて行こうとしている．

　本文でも繰り返し述べたが，もし歯内療法が歯痛を生理的応答として理解し，神経学的な歯内療法も治療領域として考えてきたら，間違いなく現在の歯内療法の趨勢は異なったものになっていたと考える．歯痛から歯内療法を専門として学んできた者として，今だからこそこの趨勢を再検討する必要があると主張したい．その問題点とは一体どういうことであろうか．間違いなく，さまざまな技術革新で細菌は叩けても，生理は叩けないということである．

　本章を参考に，もう一度痛みの生理学を考え直すのは，歯内療法の責務であると考える．

文献

1) Adorno CG, Yoshioka T, Suda H. The effect of root preparation technique and instrumentation length on the development of apical root cracks. J Endod. 2009; 35(3): 389-392.
2) 柴田泰二．根管清掃にEDTAを応用した基礎的研究．日歯保存誌．1990；33：1085-1101．

第3章

非歯原性歯痛といわれるもの

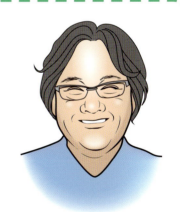

ここに注目！

　"非歯原性歯痛"とは，顔面痛がベースにあって，同時にある歯に何らかの問題を抱えている場合にその歯がターゲットとなり，歯痛という形で現れると考えられます．そして，その何らかの問題は，多くの場合に歯内療法に起因するものであると思われます．特に，その歯の問題が慢性痛化した場合は，顔面痛による格好の痛み表現の場として利用されることになります．それが，今回の大きなキーワードとなる"エンド由来歯痛"と呼ばれるものです．

　では，その痛みは治るのでしょうか？　そこには，その歯が抱える問題だけではなく，いくつかの要因が複雑に絡むことで，より診断を困難にしている現実があります．この章では，非歯原性歯痛は，実は非歯原性ではないことを理解したうえで，"エンド由来歯痛"について，非常に重要となる診査・診断の実際を解説することにします．

第3章

非歯原性歯痛で最も重要なこと

1 治る症例と治らない症例

　第1章で慢性痛治療の根本理念として必要なことをあげたが，もう一つだけ別視点であげるべき重要項目について説明する．それは，「患者の家族に，いかに冷静な方がおられるか」ということである．その意味は平易な内容ながら，治療の観点からは非常に重要なことなのである．非歯原性歯痛にかかわらず，あらゆる疾患に対してもあてはまることでもあるので，一つのテーマとして記したい．

　表現でいえば，こういうことだ．「先生も一生懸命頑張っているんだから，しっかりいうことを聞いて，薬の副作用もある程度辛抱しなきゃ治らないよ」という家族のもとでは，患者はきっと快方に向かう．「え？　あいつ，その歯医者はそんなことをいっているのか．ひどいな」という家族のもとでは，患者は永遠に治らない，ということである（図1）．

　こう書くと誤解を受けるかもしれないが，非歯原性歯痛では冷静な家族の非存在が痛みを増悪させ，そして治療上の負のスパイラルの生みの親であることを否定はできない（非歯原性歯痛にかぎらず，あらゆる病気にあてはまることではある．ただ，治療に理解なき家族のもとでも風邪は治るが，痛みは治らない）．

　もう一つ，これまでみてきた非歯原性歯痛の難症例の多くに，自分の意思による孤独があった．このことを明確に書くと社会的問題になりかねないので，曖昧な表現に止めるが，どうしようもない一人ではなく，ひたすら自分だけをみつめ続け，気がつけば家族をつくることなく，そして人との出会いが煩わしくなってしまった孤独に，非歯原性歯痛は入り込む．「おひとりさま」は，医療にとってマイナスなのかもしれない．少なくとも，痛みは孤独を，そして孤独は痛みを好むことは間違いがない．

　このように，患者の家族の医療に対する姿勢のもつ意味は大きい．

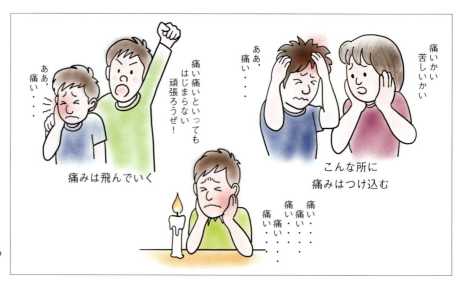

図1　患者の家族の医療に対する姿勢のもつ意味

症例 1

患者は66歳の女性．|2 に自発痛を生じ，近くの歯科医院で抜髄処置を受けた．当初は |1 ，その後に 1| ，そして |2 と，痛みの訴えごとに立て続けに抜髄処置を施行した．しかしながら，自発痛が取れない，さらに歯痛が増強したとのことで，某大学病院歯科にて根管治療を受けるも改善の徴候が認められず，紹介を受けるに至った（1-1）．

歯には明確な臨床症状はなく，本症例は抜髄という事象，しかも器質障害を生じることにより，歯が顔面痛の痛み表現の標的として選ばれたもの，と考えた．

患者ははじめから，この診療台はいやだとか，背板の角度が気に入らない，歯が痛むと腰から背中にかけて痛みが広がる，などといった心理的な要素を訴えた．そこで早速，麻酔科医（ペインクリニック）と精神科医と連絡を取り，いわゆるリエゾン治療※の計画を立てた．診断も私を含めた三者の意見は，心因性疼痛で一致しており，精神科医によるメンタルサポート，麻酔科医による種々の神経ブロックと薬物療法，私による感染根管治療を三者検討のうえ，進めることとした．

治療開始時は良好に経過しはじめたが，患者の夫が突然現れ，医師同士の紹介状のコピーを渡せとか，治療のプロトコールをまとめて自分に渡せ，などの介入をしはじめた．私の治療中も診察室に登場し，「強引な治療をしているな」などとの暴言が相次ぎ，治療ができる状態ではなくなった．知人の弁護士と相談し，治療は取りやめることなり，「ちゃんとした治療のできる，しかるべきところを紹介せよ」との言葉に対し，紹介元へ帰ってもらうのが一番という弁護士の助言に従うこととなった．

患者の夫はその後も何度も「訴える」といって電話をかけてきたが，弁護士も「どうやって訴えるのでしょうか」とのことで，放置している．当然，その患者は，某大学病院でも「痛い，痛い」を繰り返しているとのことである．やがて，大学病院組織の権威が患者心理を上回る日が来ることを，祈るばかりである．

※リエゾン治療…
　単に意味あいからだけで表現すると，種々の専門医が連携し一人の患者の治療にあたること，となるが，現行では身体的アプローチと精神的アプローチにより疾患と対峙することと認識されている

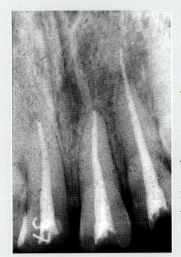

1-1　当院初診時の |2 デンタル X 線写真
　正直，この根管治療自体がよくはない．しかも痛みの訴えがあるたび，次々と抜髄を繰り返したとのことである．患者にも問題はあるが，歯科医師の責任も大きい．X線的にも根尖破壊は明確であったことから，感染根管治療を計画し，同時にあまりにも不定愁訴的な要素が多く認められたので，リエゾン治療を計画した．私がコーディネートした各専門医のディスカッションが終了し，さあ本格的に治療に入ろうとした矢先，患者の夫の登場だった

第3章

症例2

　患者は58歳の女性．左側の第一，第二大臼歯が，上下とも食事をすると痛むようになり，そのうちにたえず自発痛を生じるようになった．あわせて舌にも痛みを自覚するようになり，痺れまで伴い，現在では食事も満足にとれなくなり，ほとんど流動食であるとのことであった．

　<u>6</u>に根尖病変を認めるものの，臨床診査による炎症性の歯痛診査では，有意な所見は得られなかった．自発痛を認める（患者申告）のみである．したがって，根尖病変に対する治療は，歯痛解決後に行うこととした．また，その他の歯にも有意な所見はなかった．主訴は<u>8 7</u>の自発痛のみである．舌も除外診断により器質的問題は認められなかった．

　患者自身が治療の合間に，プライベートなトラブルの数々を多く語るので，「一度心理サポートを受けてみませんか」と申し出たところ，「ぜひ受けたい」とのことで，知人の精神科医と共観することにした．私は，口腔内違和感を改善するために口腔内の衛生管理を十分に行い，精神科ではストレス治療を開始した．

　当初はストレスの原因となるものが噴出したのか，家庭内でしばしば突然の号泣があったりした，などという逸話を家族から聞いた．しかし，夫が「治療は乗り越えなきゃ」と励まし続け，2カ月ほどは要したが，完全に痛みを改善することができた．患者自身，「治る瞬間がわかった，突然痛みが飛んで行った感じがした」とのことであった．

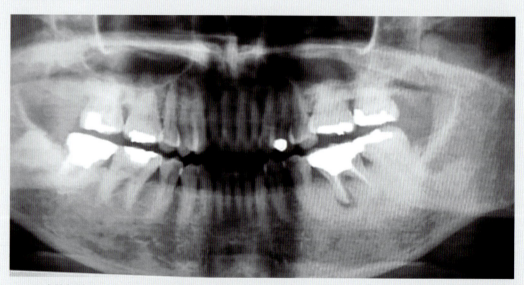

2-1　当院初診時のパノラマX線写真
　このX線写真からも，食事ができないという要素が感じられない．大うつ病性障害が強く疑われることから（DSM-IVにおける大うつ病性障害エピソード*で簡便なふるい分け），すぐに精神科における心理サポートを計画した．この場合でも，歯科における治療は中断してはならない．あくまで歯痛が主訴である以上，歯科医師が歯痛から目を離さずにいることで，患者は安心して心理サポートを受けることができる．これまでの治療内容は，歯痛に歯周治療をこじつけて，継続的歯周管理を行っていた．ただ，ほとんどの症例で認められる器質障害が，やはりここにも存在した．直接的歯痛はもたないものの，<u>6</u>の根尖破壊を伴う根尖病変が，顔面痛の標的になったことは否めない．非歯原性歯痛が解決したので，じっくりと感染根管治療に取り掛かることとした．

> ※ DSM-Ⅳにおける大うつ病性障害エピソード…
>
> 　DMS（Diagnostic and statistical manual of mental disorder）というアメリカ精神医学会の書籍記載のもので，現在第5版まで出版されている（2013）．ここで第4版としたのは，私が知人から教わったときの出典と考えていただきたい．
>
> 　重度のうつを大うつ障害，軽度のうつを小うつ障害と称する．さらに躁状態も経過する双極障害も存在する．
>
> 　大うつ障害エピソードは，
> ・抑うつ気分（ほぼ毎日）
> ・興味または喜びの喪失（ほぼ毎日）
> のいずれかがあること．次いで，
> ・食欲の減退あるいは増加（ほぼ毎日），それらに伴う体重の減少あるいは増加
> ・睡眠時間の減少あるいは増加（ほぼ毎日）
> ・精神運動の制止または焦燥
> ・気力の減退と易疲労（ほぼ毎日）
> ・不適切あるいは過剰な罪悪感（ほぼ毎日）
> ・思考，集中力の減退あるいは決断困難（ほぼ毎日）
> ・反復的な死への思考，自殺念慮，または自殺企画
> これらのうち5つ以上が2週間のうちに認められる場合を大うつ障害，2～4つが該当する場合を小うつ障害と称している．

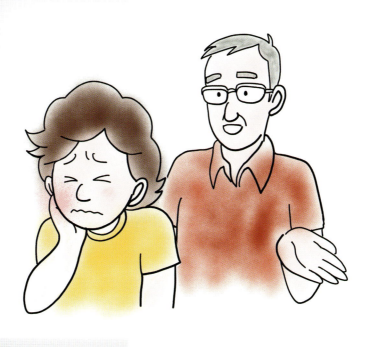

第3章

2　もう一つの治る治らないの分岐点

　私自身，現在痛み治療を行っていて本当に困ることは，はじめから治る見込みのない症例と出会ったときである．

　その最たるものが，「矯正の微妙な後戻りによる咬合のアンバランスからくる虚血性歯髄炎」(**症例3**) と「顎関節治療で入れたマウスピース (Bite plane) による第二大臼歯の強い咬合接触や咬合変化，特に開咬による虚血性歯髄炎」(**症例4**) である．この2つは，本当に困りもので，たとえば矯正の後戻りによる場合，もとの矯正医に戻そうと紹介状を渡しても，再度の矯正治療により正しい咬合を回復することは困難とのことである．約40症例くらいは紹介状を書いたであろうが，引き受けてもらえたのはたった1例．しかし，長い期間を経ても咬合が元には戻らず，この患者は私のもとに戻ってきた．

　このことに関して，矯正の先生はおそらく反論されるであろう．実際，学会で「矯正で非歯原性歯痛に対応」したという内容の口演に対してこの問題の質問をしたところ，「そのようなことはないので，どうぞ送ってきてください」といわれたので，52歳の女性で成人矯正を行った後の後戻りで，左右とも第一大臼歯でしか咬合していないことによる歯痛の患者を紹介した．治療を開始してもらったが，矯正の後戻りの修正は果たせなかった．ただし，その先生には外科矯正も含めて開咬状態には対応していただけたので，歯痛の改善に至った．矯正の後戻りで1〜2歯のみの咬合となって起こった歯痛治療に対して，基本的な矯正治療で元に戻せないのであれば，歯内療法の立場として一体どうしたらよいのだろうか．

　生来の開咬はどうか．これも同様である．しかし，生来のものであればこそ，矯正による治療という余地がある．とにかく開咬は，まちがいなく原因不明の歯痛を生じるものであり，また難治性であることは確かである．

　なお，マウスピースが招来した開咬に関しては，歯ぎしりなどに対し，最近は安易にマウスピース（挙上床）を入れ，長期の連用などが漫然と行われている．このことも，大きな問題の一つである．歯内療法が取り扱う難治性歯痛，慢性痛，非歯原性歯痛に関して，矯正治療と顎関節症治療の専門分野ともっと相互理解をもち，コラボレーションしていかなければならないと考える．

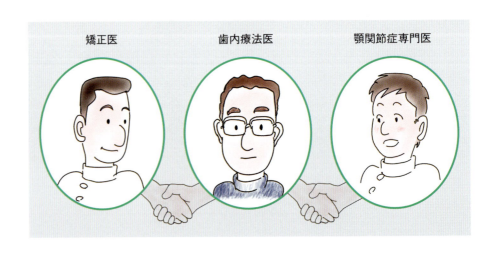

症例 3

　患者は 48 歳の女性．高校生のときに反対咬合の矯正治療を受けたが，40 歳くらいから，全体の歯が均等にあたらないようになってきた．その後，前歯部が強く接触はじめ，同時に前歯部に強い歯痛を自覚した．さらに，大臼歯部も特定の歯しか咬合しなくなり，その歯にも強い痛みを生じた．やがて，口腔内全体が焼けるように痛くなり，歯もジーンとした痛みが取れなくなった．某病院の歯科口腔外科を受診したところ，即日に下顎前歯 4 歯の抜髄処置を受けたが，痛みは解決せず，現在に至る．

　現症から，口腔灼熱症候群であることが推測される．灼熱症候群に対する治療法は，ある程度確立されているが，その原因となった矯正の後戻りによる不正咬合の問題は解決できない（3-1）．矯正医と相談したが，適切な方法はないし，後戻りで動いても 1 歯分も動かないであろうから，とのことであった．歯科矯正は歯を動かせても，後戻りした歯を再び元の位置に戻すことはできないと，明確に断言された．また，矯正により根尖が吸収した下顎前歯の抜髄の状態は悪く，口腔灼熱症候群として，頰粘膜，舌，咽頭に至るまで，焼けるような痛みが強くなると，それらの歯にも激しい痛みを生じる．

　矯正の後戻りも，診断のないまま抜髄してしまったことも，すべてもとには戻らない．その解決できないことも，口腔内の激しい痛みの原因として否定はできない．

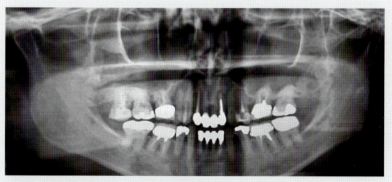

3-1　当院初診時のパノラマ X 線写真
　矯正治療の後戻りで，前歯部が接触を続け，その違和感が耐えられない．これは治らない症例の代表格である．口腔内の灼熱痛は舌に最もひどく，痛みの強いときにシェルガードを口腔内に装用してもらい，疼痛が軽減したと感じたら外してもらうようにしている．下顎前歯は，いまもわずかずつ後戻りを続け，その都度削合し，タイミングをみてシェルガードの中にレジンを盛り，前歯を舌側に戻し，再び接触したら削合調整する．これをひたすら繰り返している．多くの矯正医と交渉したが，いまだに誰も引き受けてくれない．どうしたらよいか，教えてほしい

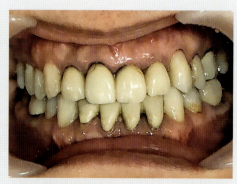

3-2　現在の口腔内
　咬合のアンバランスが招来した外骨症が，唇頰側にも散在する

第3章

症例4

　患者は29歳の女性．顎関節症治療で，某医科大学病院の歯科口腔外科を受診し，顎関節症外来の治療を受けた．そこでマウスピースを入れるようにいわれ，6カ月間使用したが，前歯部が全く噛みあわないようになり，お箸も通るほど開いてしまった．そのことを告げるが，関節は治ったとして治療は終了となったとのことである．

　その後，下顎両側大臼歯に冷水痛を生じはじめ，やがて自発痛を自覚し，日常生活にも支障をきたすようになった．顎関節症の治療を受けた主治医に歯が痛くなったと訴えたものの，医学部病院の歯科であったため，このような歯科治療は対応外として近くの歯科医院の紹介となった．当該歯科ではう蝕として保存修復処置（インレー装着）を受けるも歯痛の改善なく，人づてに当院を受診した．咬合状態は開咬となっており，左右第一，第二大臼歯のみの咬合となっていた（4-1）．

　患者は，たまたま同時期に足底筋膜炎に罹患し，プレガバリン（リリカ）による疼痛治療が開始された．足底筋膜炎の薬物療法で歯痛も抑制され，自発痛はようやくVAS75※（この値はややあやしい）まで下がった．第二小臼歯まではコンポジットレジンでわずかに咬合接触を与え，最終的にVAS30まで疼痛抑制することができたものの，薬剤の鎮痛効果は痛みを抑えているだけで，いつかまた歯痛は再燃する．とにかく，マウスピースの長期使用により開咬に至ってしまった状態の改善を必要とするので矯正医と相談したところ，手術以外に方策なしとのことであった．患者に手術の件を伝えても，おそらくは手術を受け入れるとは思えないし，現在，対応方法はないに等しい．

※VAS…
　Visual analogue scale の略．まったく痛みなしを0，経験した最高の痛みを10として長さ100mmの棒線を引き，現在の自身の感じる痛みがどこに該当するかを示させることで，疼痛の強度に客観性を与える方法．最も簡便でありながら精度が高いことから，疼痛のモニタリングに頻用されている．

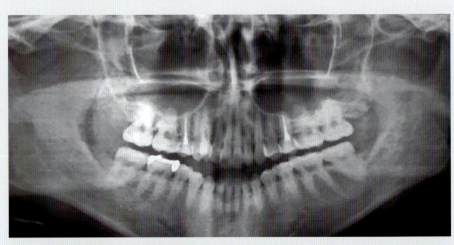

4-1　当院初診時のパノラマX線写真
　6カ月間のBite plane使用で開咬になり，右側大臼歯部に特に強い自発痛がある．一生足の親指だけで歩き続けるのと，同じような状況である．咬合面に1点でも多く，歯列上でも1歯でも多く，咬合させることに努めた．後は薬物療法を計画し，麻酔医と相談しようとしていたところ，リリカ服用が功を奏し，痛みの軽減につながった．リリカの奏効から，当該歯の歯痛が単なる急性歯髄炎ではないことがわかる．しかしながら，当然この状態では解決とはいい難い．今後どうすればいいのだろうか

3 さらにこんな治る治らない

　それは「治す意志がない患者」である．治す意志がない者が医療機関を訪れるのか，ということであるが，あきらかにそういう患者は実在するのである．

　服薬はいやだ，う蝕の治療も嫌だ，しかし歯が痛い，といって受診は続く．治療の意志がないのなら治療は終了と告げても，気がつけば予約表に名前が記載されている．そして受診しても，結局は歯が痛いという話をひたすら聞かされるだけ．そんな患者は，何人も存在する（図2）．

　患者とのやりとりは，このような内容である．

- 😟：朝起きて食事を摂ると奥歯が痛くなりはじめ，そのあと首から頭にかけてキーンとした痛みを生じます．頭痛は耐えられなくて，ときどき吐いてしまいます．
- 🧑‍⚕️：それは日常生活に支障がありますね．痛むときにあわせて鎮痛薬を使いましょうか．
- 😟：薬は嫌いです．首の痛みは痛みはじめると首をかしげることもできません．
- 🧑‍⚕️：首はどこかで診てもらいましたか．
- 😟：いいえ．何時も湿布を貼っているだけです．首がガサゴソと音を発します．
- 🧑‍⚕️：それはいけません．整形外科に紹介状を書きましょう．
- 😟：首は放っておいても治ると思いますので，紹介状はいりません．
- 🧑‍⚕️：頭痛で嘔吐するというのもよくないので，頭痛の診察だけでも受けたらどうですか．
- 😟：頭痛はどうせ治りませんから，頭痛は辛抱します．
- 🧑‍⚕️：本当に歯の痛みなのか，一度麻酔を打って確認する麻酔診というものをやってみましょうか．
- 😟：今まで歯医者で麻酔を打つと，1カ月くらい打ったところの痛みが取れないので，麻酔診はいやです．
- 🧑‍⚕️：……

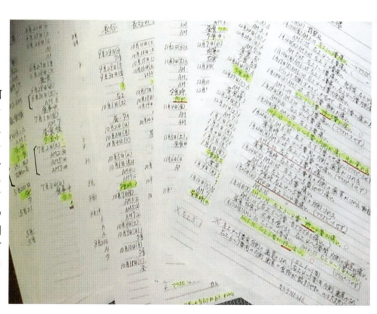

図2　受診ごとに持参する歯痛のレポート．何月何日何時何分，どのような痛みを生じたかを記載してある．24時間，たえず歯のことを考えており，詳細に歯痛の発生についてのレポートを書き上げていく．これだけ歯の，しかも痛みについて考え続けていて，痛みが消えるはずもない．この患者にとって歯痛は，苦痛であって日常でもあるため，もう生きることと同じなのである．事実どんなに治っているといっても聞き入れることはなく，むしろ救急受診の頻度が上がるほどであった．それでは何か治療をと申し出ると，ことごとく拒否をする．さて，どうしたものか

第3章

あらためて非歯原性歯痛とは

あたり前だが，忘れがちなことが一つある．非歯原性歯痛は関連痛である．

たとえば，非定型性顔面痛（持続性特発性顔面痛）について，ペインクリニックのテキストにある主たる症状を列記すると，「オトガイの痛み，鼻唇溝の痛み，頰部の痛み」となり，なかなか歯痛の記載は出てこない．すなわち，非歯原性歯痛の主役の多くは顔面痛で，歯痛は主ではない症状のなかの一つにすぎない．ということは，患者の主訴が歯痛となる非歯原性歯痛は，歯に顔面痛とは異なる別の要因ももっていると考えるのが妥当であろう．顔面痛の痛みの主張は，なかなか歯には行き着かない．歯痛となるには歯痛となる原因が歯にあるべきと考えてもよい．もし歯痛となるべき原因が歯になければ，顔面痛は顔面痛として完結していたのである（図3）．

歯髄炎や根尖性疾患による歯痛を味わったことのない人は存在するかもしれないが，アイスクリームを食べたりしたときなどに，生理的応答としての歯痛を味わったことのない人は，まず皆無であろう．第1章で非歯原性歯痛の生みの親である顔面痛については，その概略を述べた．そして，その顔面痛が歯痛として表現される経緯についても，そのさわりについて解説した．アイスクリームを食べたとき，すべての歯がすべて同じように生理的応答する．しかし，そのなかに他の歯の生理的応答とは異なる痛みを自覚することがある．そのような場合，その痛む歯をみてみると，詰め物があったり，神経を取ったことがあったり，といっ

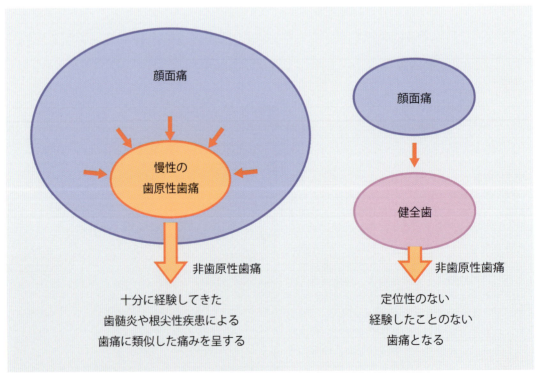

図3　2つの非歯原性歯痛，顔面痛が口腔内を襲う

たような何か思いあたる節があるにちがいない．

　ただ，そこで知っておいてもらいたいことは，もしその歯痛が純粋に非歯原性歯痛であるのならば，だれもが知る歯痛ではなく，その痛みは「かつて経験したことのない歯痛」であることが前提となる．歯髄炎では歯髄炎の，根尖性疾患では根尖性疾患の，ダイナミックな知覚機構の変化（また各項目で詳細は解説する）がある．しかし，筋膜痛や非定型な神経機構から生じる顔面痛の標的となり発症する歯痛は，かつて経験した種類の歯髄炎や根尖性疾患による痛みの範疇とは，趣を異にするものである．となれば，歯髄炎や根尖性疾患と錯誤される非歯原性歯痛に，歯髄炎や根尖性疾患の痛み発生メカニズムの関与の連動があるからこそ，標的となった歯の痛みとなるのではないかと考えている．

　そういった内容は疼痛行動にも認められる．急性化膿性歯髄炎の痛みが続いたからといって，反社会的行動に出ることはない．一方，非歯原性歯痛には，顔面痛に非定型な要素があるため，多くの症例で情動応答が認められる※という特徴をもつ．

　情動とは，感情とは異なり，脳の前頭連合野の思考という脳活動のふるいを通過しない心の動きで，かつ大脳辺縁系の帯状回，扁桃核および海馬が主役で生じる心の動きでもあり，好悪の思考回路しかなく，理性が欠落する．私が受けもった非歯原性歯痛の患者も，1日に6回も受診したり，開業準備の工事の最中，その現場に現れ，治療を要求し，その工事現場に2時間もいたり，会議中といっても聞かず，電話を5回も6回もかけてきたりされた．これは，一般的理性があればありえないことであるが，情動応答に裏打ちされた行動に，それを止める手立てはなかった．すなわち，情動面でも過去経験したことのない疼痛行動を示すということが，歯原性歯痛とは大いに異なる点としてあげられる．そして，反社会行動の一つとして，主治医に執着すると思いきや，治療そのものが慢性化すると，いともたやすくドクターショッピングに走り，何の挨拶もなくセカンドオピニオンへと向かう．

※歯痛と情動の関わり…
　私は20年近く，この研究を続けてきた．結論に至る前に大学を辞したが，歯髄刺激が侵害性のみではなく，報酬系（刺激による快感，恍惚感が報酬として作用する脳の部位）にも多く関与していることは，あきらかである．歯痛は大脳辺縁系の活動を抜きにしては語れない種類の痛みである

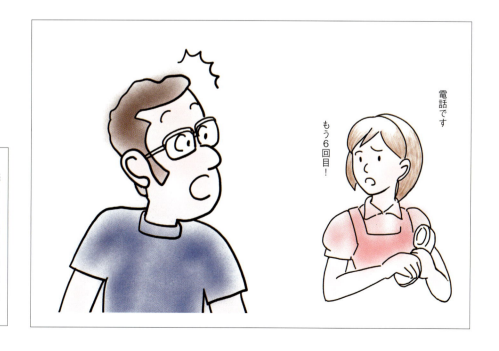

第3章

さらに，もう一つ不思議な，歯原性歯痛ではありえないのは，

> 非歯原性歯痛は夜間に多く認められるが，
> 決して睡眠を阻害しないことである．

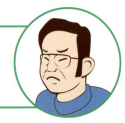

患者自身は「一睡もできなかった」というが，家族から状況を聴取すると「ぐっすり8時間眠っていた」という場合がほとんどである．一方，急性化膿性歯髄炎の場合は，家族からも「まったく眠っていない様子」としばしば耳にする．実際，急性化膿性歯髄炎は自身でも味わったことがあるが，それこそ眠るどころではなかった．この点について，ペインクリニックの医師から「慢性痛は睡眠を阻害しない」と聞き，歯にかぎったことではないことを知った．

さらに注目したいのは，非歯原性歯痛であるのに，なぜ「その歯」に痛みを生じるのかという点である．なぜなら，非歯原性歯痛の主役である非定型性顔面痛は，特定の歯を原因として示せないはずだからである．関連痛としての原則でもあるが，慢性痛自体，「ここが痛い」と具体的に示せないのが特徴である．また，関連痛も定位性をもたないという特徴を有する（図4）．しかし，私のもとに紹介を受けて来た多くの非歯原性歯痛の患者は，特定の歯の痛みを訴え，その意味で非歯原性歯痛の概念から外れる．次の症例は，その典型といえよう．

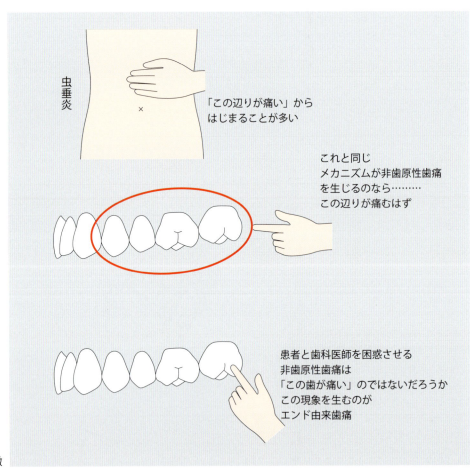

図4　慢性痛としての特徴

症例5

患者は46歳の女性．6] のう蝕から抜髄処置を受けた後に，歯痛が開始した．元来，常に病気恐怖症で，日常的に「吐血した」や「激しい頭痛で失神した」※といっては，病院通いを繰り返している．6] の抜髄後から自発痛が出現し，鎮痛薬も効果を示さないとのことであった．そして，もしかしたら 7] の痛みをいわゆる歯痛錯誤したのかもしれないと考え，7] の抜髄に至ったそうである．

6] は，触れても，叩いても，押さえても，すべて顔をしかめるほどの痛みを示す．自発痛はVASで100（ありえない）とのことであった（5-1）．

この症例は，あきらかに心因性の歯痛といわざるをえない．ただし，もしこの 6] に根尖破壊とオーバーフィリング，オーバーフローがなければ，この歯痛はなかったと考える．病気を期待する心理※の「痛み標的」となる要素を与えたものが，歯内療法だったといえる．

※虚偽性障害…
　身体的・心理的病態を意図的につくり出す疾患．その訴えのなかに吐血やてんかん症状，失神，血尿などが多く含まれる．身体機能として正常であっても，重大な異常性を主張する傾向を有する．特徴の一つとして，訪問や休日受診がある．当該患者は，開業準備の工事中に診察を求め，工事現場に現れた

※病気を期待する心理…
　これを精神心理学的領域では，1次疾病利得と称する．疾病を有することで心理的に満足を得る無意識の心理活動を指す．少し胃液が逆流すれば「吐血した」，少し頭痛を生じれば「失神した」，薬を服用するときは，必ず人の目の前で多くの薬を並べて飲む．こちらが風邪をひけば，すぐにうつったと主張する．このような人，皆さんの周りにいませんか？

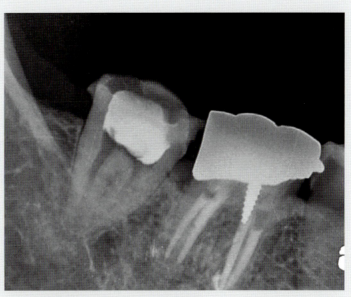

5-1　当院初診時のデンタルX線写真
　6] の歯冠は，痛みが持続しているにもかかわらず，補綴が施されていた．この患者には，ある特殊な労作療法を施した．無職で独身の女性であったことから，当院にて期限つきのパートで働いてもらった．当初は，「脳虚血発作を起こした」「激しい頭痛を生じた」など，多くの愁訴と欠勤も認められたが，煩雑な日々と自身と同様な症状をもつ患者と遭遇することで，いかに慢性痛の器質のなかに自己撞着があるかを知ってもらい，約1年で症状は寛解した．日常的に歯痛が生じなくなったことを確認のうえ，約束通り退職してもらった

第3章

非歯原性歯痛とエンド由来歯痛

　前述したが，非歯原性歯痛は，関連痛である．その際，関連痛の発症するエリアに弱点をもった組織があれば，そこが一番痛く感じる．つまり，非歯原性歯痛で特定の歯が痛むには，歯原性慢性痛が必要ということを繰り返し述べてきた．

　もし歯原性慢性痛がなければ，非歯原性歯痛は顔面痛の一環の痛みとして存在するのみで，関連部位あたりに定位性なく放散する痛みとして発生し，特定の歯が痛むことはないか，あるいは一定の歯に特定できても短期間で歯痛が移動する．そして多くは，口腔内のその他の部位，舌や口腔粘膜など，いわゆる慢性顔面痛としての所見も併存し，非歯原性の診断に苦慮することは少ない．何度も主張してきたように，何らかの歯性の問題があればどうだろう．その原因を歯に与える最も中心的治療分野こそが歯内療法なのである．

　その弱点となる歯原性慢性痛に慢性の顔面痛が関わり生じる歯痛こそが，「エンド由来歯痛」ということになる．そして歯髄（種々の要因による充血）の，また根尖部に生じたエンド由来の歯の弱点（多くは器質障害）が，治療を行っても「治らない」といわれる非歯原性歯痛のキーワードとなる．

　もう一つ，心因性の非歯原性歯痛．これは一体何なのであろうか．一体この痛み，歯痛は何を表現しているのであろうか．そして，この歯痛は前述のように，しばしば反社会的行動も伴い，私はこの種の痛みをもった患者には，数多く苦しめられてきた．

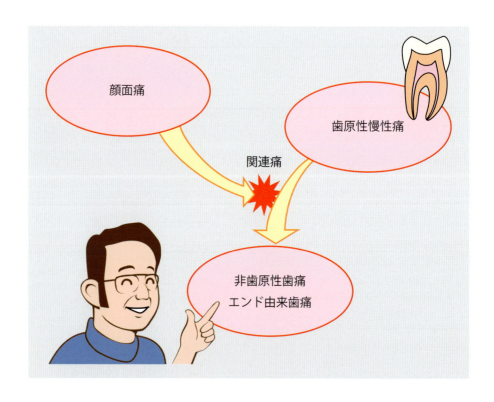

症例6

　患者は37歳の女性．左側上下第一および第二大臼歯の自発痛で来院した（6-1）．
　半年前から，7｜に冷水痛を認めていたが，最近自発痛に至る．自発痛はずっと認められ，歯磨きで周囲歯肉に触れると，かなりの痛みになる．痛みが強くなると頭痛を生じ，嘔吐感も出現する．7｜はほどなく痛みが消えたが，今度は｜6に激痛が起こった．
　いわゆる臨床所見は，すべて認められる．打診，冷温反応，圧痛，と診査ごとに顔をしかめる．咀嚼筋の圧痛も強く，咬筋，側頭筋，胸鎖乳突筋，すべて触診するだけで顔をしかめる．頭痛も生じる前に閃輝暗点※，流涙なども認められるそうである（流涙から群発頭痛も疑われるが，群発頭痛の症状は認められない）．歯痛が激しくなり，嘔吐することもしばしばである，とのことである．こんな心因性の歯痛を主張する随伴症状のパターンは，恐ろしく似通っている．この患者は症例5と似た症状を訴えているが，本症例は"有髄編"である．
　心因性の可能性ももった非歯原性歯痛は，理解しにくい部分も多い．しかし，結局のところ歯痛となる原点に変わりはない．この患者も開咬であるので，それによる歯痛は納得できる．心因的な部分は，歯痛の増強のレベルと，それに伴う多彩な随伴症状である．そして歯科治療が進むごとに，心因的要因はさらに明確化されてくる．

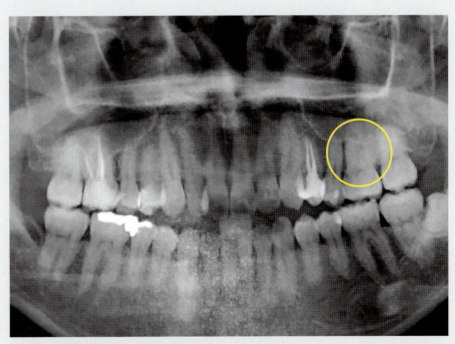

6-1　当院初診時のパノラマX線写真
　多くの歯科的問題が精神的にも患者を痛めつけた結果といえよう．心理的側面は精神科医に任せ，歯科としては虚血性歯髄炎の歯に対する咬合治療（開咬ゆえに虚血性歯髄炎を訴える歯への負担が，少しでも減るように治療した）により，歯痛の訴えはほとんどなくなった．ときどき歯痛が出現するが，その場合は歯周部にテラ・コートリル軟膏塗布でピタリと治る．こんなこと本来ありえない．これが心因性たるゆえんである．現在は，背部，肩部，腰部の痛みの訴えで歯科（？）を受診し続けている

※閃輝暗点…
　片頭痛の際に生じる前兆（アウラ）．視界の中にギザギザの光がみえたり，視界がかけたり暗点がみえたりする．芥川龍之介の「歯車」は，このアウラをモチーフとした小説であることで有名

第3章

　痛みの一体何が人にそうさせるのだろう．大学勤務のときは駅で待ち伏せされた．大学を退職してからは前述のように，開業準備の工事中に治療してくれと懇願された．返信用葉書同封の手紙が速達で1日に何通も届いた．それにしても不可解は続く．待ち伏せされ，話を聞いている最中に一度も患者の口からは歯痛についての訴えはなかった．工事現場に居座る姿は，頬杖をついていた．たしか，病院内では触れるだけで飛び上がったのに．速達で届いた手紙は，はっきりラブレターだった．

　なぜ，「歯痛」である必要があったのであろうか．歯痛でなければならない理由を知りたい．なぜなら，頭痛や頚部痛の訴えも強く，脳外科やペインクリニックや整形外科に紹介しても，「様子をみようか」といわれれば，あっさりと受診を中断する．ところが，歯科として「異常なし」と告げても，頭痛や頚部痛の訴えとともに歯科受診を続ける．現在も，腰が痛い，頭が痛い，首が痛いという主訴で，いくら歯科に来ても仕方がないといっても，やって来る．その理由を知りたい．

　ただ，この心因性の非歯原性歯痛において，また一つ不可思議なことがある．ここでも慢性歯痛のキーワードは，他の非歯原性歯痛と同様に認められるのである．ここにも，虚血性歯髄炎の疑いがある．|6 にみられる大きな Denticle の存在（◯）が特発性歯髄炎をあらわし，対合歯の根尖部の不透過像をあわせて考えると，その根源が虚血性歯髄炎である可能性を示される．たしかに，軟膏を塗るだけで除痛効果があり，腰痛にまで効くというあたりは，心因性の診断は妥当であろうが，たとえ心因性であっても，やはり基本的な非歯原性歯痛の特徴を有していることがわかる．心の痛みであっても，しっかりと痛みは「エンド由来歯痛」を探しているのである．

症例 7

患者は 47 歳の女性．3 カ月前から左側の頬が痛みはじめ，同時にしばしば頭痛を呈するようになった．上顎左側臼歯部に持続性の自発痛を生じたが，やがて歯痛部位が特定され，|6 に強い痛みを自覚し，近くの歯科医院を受診した．歯科医院では，歯の亀裂から急性歯髄炎になり，そのために頬部痛や頭痛が起こったとのことであった．そこで即日に抜髄処置を受け，1 日だけ痛みが楽になった感じがしたが，その後はむしろ強い自発痛を自覚するようになった．治療は，一度も痛みが消えることのないまま，補綴処置終了まで進んだ．痛みは亀裂が原因だから，コアで補強し，全周を金属で覆えばよいといわれ，処置を受けたが，その後も痛みの持続を訴えたところ抜歯を勧められた．結局，痛みは取れることなく，抜歯は困るとのことで受診を中断した．ちなみに同側第二大臼歯は同じ治療経緯で抜歯されたとのこと．

臨床診査においては，打診反応が顕著に認められた．とにかく上顎洞が大きい．上顎洞が大きく，顎関節症を有する場合，かなり高率に非歯原性歯痛が認められるように感じている．パノラマ X 線写真からは根尖の破壊が疑われる（7-1）．痛みが出てからは食欲もなく，食事を考えるのもいや，とのことである．家族が心配し，母親とともに受診した．

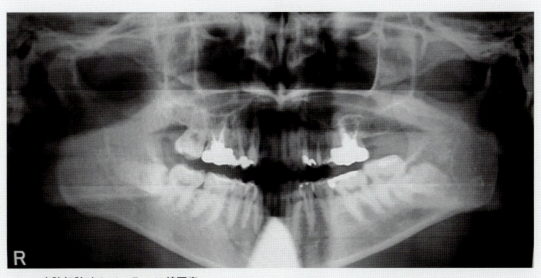

7-1 当院初診時のパノラマ X 線写真
　上顎洞と歯根の位置関係，両側の非炎症性の X 線不透過像（シュナイダー膜の肥厚），そして |6 の根尖の器質障害．顎関節の変形も重要なポイントであり，難治性の兆し
① 左側頬部の痛み（歯より痛みが強い）
② 歯科処置時に頬部の痛みを訴える
③ 処置直後の疼痛軽快とまもなくの再燃
④ 食欲がなくなったり，47 歳で母親に連れられ受診するなど，精神心理的問題をうかがわせる
⑤ 根尖部に器質障害
　これらは，大きな診断の参考となる事項である．その目で症例を眺めてみよう．非歯原性歯痛における「エンド由来歯痛」のおぼろげな姿がみえてくる

第3章

　この患者との問診の内容を，再現する．

👨：痛みはどんな時に強くなりますか？
🧑：1日中痛くて，常に強い痛みなので強弱はわかりません．
　　　…器質的問題がなければ，このことは非定型性を疑わせる．
👨：痛みはどの程度の強さですか？
🧑：（VASを提示したところ，患者は90を示した）
　　　…患者の状態との間に整合性なし．情動の変化を疑わせる．
👨：食事や洗顔や，何か痛みを強くするような契機めいたものはありますか？
🧑：特になく，ずっと痛いです．
　　　…トリガーがない．これも非定型性を疑わせる．
👨：顔の感覚で何か違うところとかはありますか？
🧑：左側の目の下が麻痺した感じがします．
　　　…除外診断の必要性がある．
👨：痛みを軽くするようなことを種々試みたと思いますが，何か痛みを軽減するようなことはありますか？
🧑：左頬を強く圧迫したら少しマシになります．
　　　…トリガーは存在しないことと特性のない痛みを示唆している．

　問診のポイントを 7-2 にまとめる．これに対して，慢性顔面痛で多い3種類，すなわち筋・筋膜痛，神経因性疼痛，心因性疼痛の特性と照らしあわせてみる．その結果，そのいずれも要素を兼ね備えることから，この症例は強く非定型性顔面痛が疑われた．

・痛みを客観的な数値化をし，患者と歯科医師の間で共通の尺度をもつ
・原因疾患の可能性を広範囲に探る
・患者のバックグラウンドの情報も得る
・歯痛の苦痛の主体を知る（社会的・精神的・身体的など）
・そして既述の P,Q,R,S,T

7-2　問診のポイント

歯の診査としては，打診では顔を背けるほど痛がる．圧痛に関しても顔を強くしかめる．2％キシロカインを用いて麻酔診を行ったところ，麻酔後約5分で自発痛の軽減を認めたが，ほどなく痛みは再燃した．歯痛に対する問診は，次のような内容であった．

👨：痛みはどんな痛みか表現できますか？
🧑：ズキズキとした痛みです．
👨：神経に触るような痛みということですか？
🧑：そうですね．
👨：神経のない歯ですが，そんな感じがするわけですね？
🧑：いや，もっと骨に響くような感じです．
👨：触れても痛みがあるようですが，食事はできていますか？
🧑：この歯では全く噛めないので，ほかの歯で食べています．
　　…あれ．食欲がないといっていたではないか．
👨：熱い冷たいに痛みは反応しますか？
🧑：熱いのも冷たいのもまったくダメです．
👨：歯以外の痛みはどうですか？
🧑：頭が割れるように痛くなります．

第3章

問診から非歯原性歯痛を知る

症例7のやりとりのなかに，根尖性疾患による歯痛の要因を見出せるであろうか．主訴は歯痛であったはずなのに，問診や問答のなかにほとんど歯痛が出現してこない．実際，頭頸部の慢性痛のなかで歯痛として出現するものは，きわめて少ない．多くは顔面痛として表現され，そこに歯痛も伴うというにすぎない．

また，心筋梗塞の発作時に歯痛の出現が明記されているが，「歯が痛い」ではなく「歯も痛い」のである．顔面痛や頬部にこわばりと痛みがあり，そこに「歯痛」も含まれている，ということである．ヘルペスの初期症状などでも，歯痛を主訴に受診することもあるが，ほどなくヘルペスが出現し，それと同時に歯痛の訴えは消える．

そのような「歯も痛い」際に，患者が歯痛を気にして歯科受診すると歯痛という疾患が成立し，そして診断不明のまま抜髄をしてしまう例がある．さらに不幸な例は，抜歯を施行したが痛みが取れない，という転帰や，不十分な治療技術により根尖部の破壊などを引き起こし，歯原性慢性痛もつくりあげることで，非歯原性歯痛の発症へと流れてしまうことがある．不十分な根管治療によって問題を生じた歯原性慢性痛が，顔面痛の痛み表現となり，そこに情動性応答が起こって，さらに患者が歯に執着した結果，非歯原性歯痛と定着してしまうのである．これこそ，非歯原性歯痛の正体である（図5）．症例7は，まさにその慢性痛のスパイラルのなかで，図5の要素の多くを獲得してしまった症例といえよう．

また，虚血性歯髄炎も顔面痛の痛み表現に利用されるが，これが最も怖い．虚血性歯髄炎のタイミングで抜髄すると，しばしば歯痛が遷延する．これには，歯髄炎の神経原性炎症の側面と，抜髄に伴う神経機構変化（詳細は第4章に譲る）も関わるが，これも「エンド由来歯痛」の一つに分類される．それを示すのが，次の症例である．

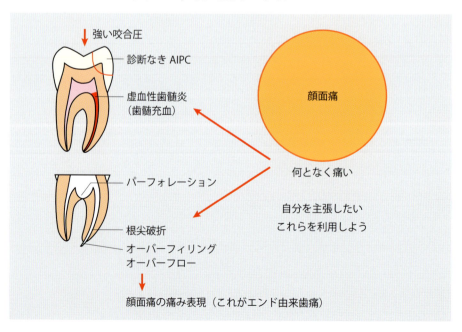

図5　非歯原性歯痛と歯科治療．これまさにエンド由来歯痛

症例8

患者は59歳の女性. 6̄ の自発痛を主訴に来院した.

噛みあわせが落ち着かなくなったということで，近くの歯科医院を受診. はじめマウスピースを入れて就寝するようにいわれ使用したが，徐々に舌の置き場所がわからなくなった. そのことを告げると，奥歯を削って噛みあわせを調整された.

その頃から，7̄ が痛くなり抜髄. 痛みが解決せず抜歯. その後，前方の 6̄ が痛くなって抜髄. それでも痛みはひかず，最終的に 6̄ に痛みが固定した. 同時に首筋から背中，腰にまで痛みが広がり，日常生活にも支障をきたすようになった. さらに，顔面の痺れまで出現し，紹介を受けた（8-1, 8-2）.

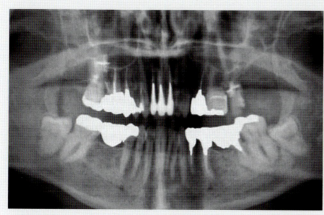 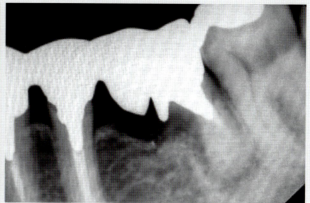

8-1, 8-2 当院初診時のパノラマおよびデンタルX線写真

当該歯は，抜髄後の痛みの持続から，どのような根拠かは不明であるが，ヘミセクションの処置を受けたとのことである. はじめに診査をする際，異常な嘔吐反射に戸惑った. 疼痛を訴える側の歯列は交叉咬合で，平衡側干渉は避けられない. このことから，抜髄処置を受けることになった歯痛の本態は，虚血性歯髄炎であったものと推測される. 舌の置き場所がわからないということを，心理面の問題というより，一種の舌痛症の形としてとらえ，広範囲な痛みの放散，顔面の痺れ感から自律神経系の関与として考え，星状神経節ブロックを計画した. ただ，ここでも最終的に痛みの固定した歯には，ヘミセクションなど種々の器質障害が存在していることは見逃せない. 非歯原性歯痛と呼ばれるなかで特定の歯に症状をもつとき，その歯単体にも決して看過できない問題を有している. 当該症例ではヘミセクション歯の歯根破折を思わせる病変が認められる

第3章

歯痛は苦痛の「よりどころ」

　症例6の患者は，背中や腰の痛み，強い胃痛であっても，本人は歯痛が原因で起こっている症状と思い込んで，歯科受診している．まったく逆で，身体のさまざまな愁訴が歯痛として集約され，そして歯痛は患者の苦痛の訴えの「よりどころ」となっているにすぎないのである．しかし，単なるよりどころであるべきであった歯痛は，不適切な歯内療法により「エンド由来歯痛」に至り，単なる「よりどころ」から痛みという立派な「苦痛」に発展した．その結果，根管治療の問題である「エンド由来歯痛」は，もう患者を歯痛から解放することはないのである．これが非歯原性歯痛というものである．

　頭頸部の慢性痛主訴は，ほとんどの場合，以下のパターンのいずれかに該当する．
・会話や食事をすると突然ガーンと顔が痛くなる
・何かを噛むと奥歯が痛くなる
・頬が何となく痛い．頬が痛くなると奥歯がジーンと痛む．そして腫れを感じる
・耳の前が痛み，その後に側頭部が痛み，あわせて奥歯が痛む
・歯が強く痛むと，舌が痺れて痛みはじめる
・目の奥から痛みはじめ，その後は歯が痛みはじめ，同時に口の中を引っ掻き回したような痛みが出る
・後頸部から痛みを生じ，首を回すと歯にも痛みを感じるし，痛みは前額部にも広がる

　これらの顔面痛の主訴（**表1**）から，歯痛を選別し，そのなかから歯科医師の対処するべき歯痛を鑑別するのである．もし，この慢性顔面痛に歯の問題，すなわち「エンド由来歯痛」がなければ，歯痛と顔面痛の鑑別はそれほど難しくはない．顔面痛から生じる関連痛としての歯痛と「エンド由来歯痛」の鑑別，これこそが，歯科医師が診断で難渋する非歯原性歯痛の問診の要点となる．

　では，第3章のまとめとして，典型的非歯原性歯痛の症例を示し，その治療計画を立てるまでを解説してみたい．

表1 顔面痛の主訴まとめ

・頬を触ると痛い
・頭が重い
・肩こりがひどい
・こめかみ辺りが痛い
・舌がしびれてひりひりする
・唇がしびれてひりひりする
・目の奥が痛い
・後頭部が痛い
・歯ぐきがジーンと痛む
・目の下から痛みが頬に広がる
・頬から顎角部にかけて腫れた感じがする

症例 9

　患者は 43 歳の女性である．6̄| の自発痛を主訴に来院した．

　2 年前，長くしみる症状を呈した歯に自発痛を認め，近くの歯科医院を受診したところ，即日に抜髄処置を受けた．患者自身，う蝕がないのに痛むことについて主治医に聞いたが，歯に亀裂があったとの返答であった（う蝕を認めない歯に対して，歯痛診断はいつもきまって「亀裂」）．しかし，抜髄後も痛みは取れることなく，大手の歯科医院に紹介，そこから大学病院に紹介されたが，もう，この歯に根管治療はできないといわれた．それでも歯痛は徐々に強くなり，就寝前などは上の歯まで痛く感じるようになった．

　ある日，夕食後に耐えがたい歯痛を自覚し，インターネットで根管治療の専門医を探して連絡し，その歯科医院から当院の場所を教えられ，そこに行くようにいわれたとのことである（9-1，9-2）．

　まず痛みを訴える歯についてみてみよう．お定まりの器質障害である．では，どういう形で壊された歯が「非歯原性歯痛」につながっていくのか．この観点は歯の診断にある．歯が壊れた場合に生じる痛みと，患者の訴えの痛みに整合性が得られるかということである．

　患者の訴えは，「歯がジーンと痛み，その歯ぐきが焼けつくように痛くなり，今度は上顎の歯ぐきがつられてヒリヒリと痛みます．どういったらいいのかな．痺れるというか，とにかく，ヒリヒリと痺れた感じの痛みです」という内容であった．

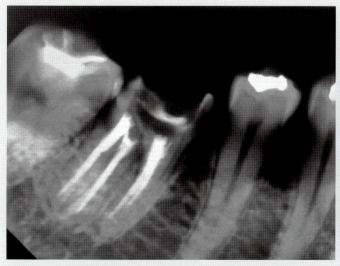 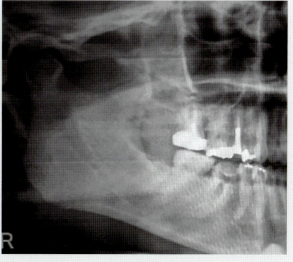

9-1，9-2　当院初診時のデンタルおよびパノラマX線写真
　やはりここでも器質障害（近心根のストリッピング），下顎頭の変形が認められる．これで非歯原性歯痛の役者が揃った，というところである

第3章

　診査の結果で特徴的なことを明示すると，打診（−），歯肉圧痛（−），麻酔診（麻酔を打つと痛み増強．翌日，麻酔を打った部位が腫れたということで救急受診．視診にて腫れは全く見受けられない．麻酔の刺入後の痛みは2週間持続）．この臨床診査結果と主訴の間にある整合性のなさは，通常の歯痛の種類とは考えられない．ここでもし，非歯原性歯痛の疑いがあるのなら，徹底的に臨床診査と問診を行う必要がある．

　そのとき，こういったやりとりがあった．

👨‍⚕️：はっきりとこの歯が痛いという感じですか．

🧑：ベロの奥の方にものが詰まったような痛みを伴うので，正直いってどの歯が痛いのかよくわかりません．この歯あたりかな，という感じです．痛みが強くなってくると，この歯が痛いという症状になります．

　ここで，顔面痛としての診断を行うことになる．前述のP,Q,R,S,Tの順に問診を行い，この患者の歯痛および顔面痛の特徴を把握する．

　P…増悪因子は仰向けに寝ることで，ジーンとした痛みまで加わる．そして治療・診察から帰って，痛みが強くならなかったことはない．軽快因子はない

　Q…痺れに近いヒリヒリとした感じ

　R…当該歯，同側の舌根，同側の上下歯肉，同側の頬粘膜

　S…気になって仕方がない強さ（VAS60〜70）

　T…絶えず．特に強くなるのは，夕食後から眠る直前

　この結果から，この歯痛は非定型性顔面痛（持続性特発顔面痛）の痛み表現に $\overline{6|}$ の未熟な「エンド」が「歯性のエンド由来歯痛」を経て，本格的慢性痛としての「エンド由来」と診断が得られていくのである．さあ，非歯原性歯痛に対する歯内療法の出番である．

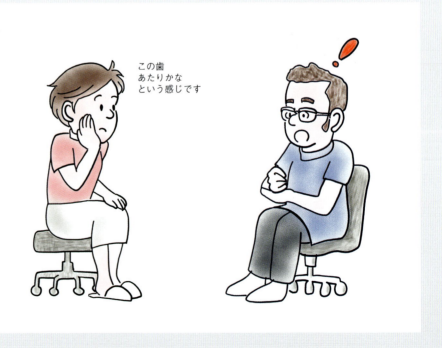

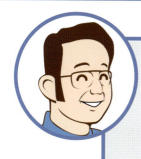

まとめ

「非歯原性歯痛」は「非」の部分ばかりが論じられ，「歯痛」部分に関する概念が希薄な感じがする．そのせいか，非歯原性歯痛を歯の治療からアプローチしようという考えを目にすることは，ほとんどない．歯内療法の専門誌に非歯原性歯痛の記事が掲載されても，内容は顔面痛のことに終始しているのが現状である．非歯原性歯痛の「歯痛」の部分に着目して，歯痛から非歯原性歯痛を考えてみたい．

この章では，非歯原性歯痛は歯原性歯痛があってはじめて重症化した歯痛となることを論じ，非歯原性歯痛における歯内療法治療の重要さを解説した．そしてその歯痛の本体を，われわれは「エンド由来歯痛」と名付けた．

また，非歯原性歯痛は，精神医学や神経医学，整形外科学，耳鼻咽喉科学など多くの専門科目の関わりなくして対応できない分野でもある．すなわち，「非」の部分は医師の役割．そして「歯痛」の部分こそ歯科医師の役割ということになる．そして歯内療法は，それらを網羅した歯科学として位置する．だからこそ，歯科医師の「エンド由来歯痛」に対する責任は大きい．

非歯原性歯痛に関わる歯内療法の責任の大きさと必要度の高さを論じ，その論理を，続く第4章，第5章の抜髄そして感染根管治療の章へとつなげていく．

第 3 章

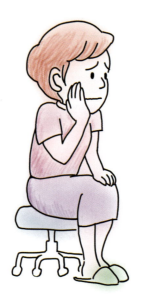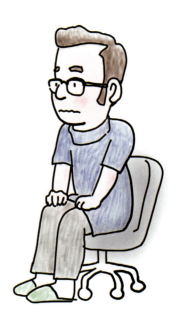

第4章

抜髄と慢性痛，そしてエンド由来歯痛

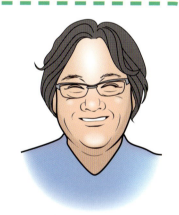

ここに注目！

　抜髄処置は特別な処置ではなく，多くの歯科医師が日常臨床で普通に行う処置に分類されます．しかし，そこに大きな落とし穴があります．

　抜髄処置の診断とタイミング，そして実際の処置法など多くのことに気をつけなければ，"エンド由来歯痛"を引き起こす危険性が潜んでいます．生活歯で，歯髄炎を起こす確固たる原因がなくとも，強い痛みを訴えたケースでは，すぐに抜髄処置を選択するという流れがあるように感じます．生活歯の歯痛は，抜髄をすれば治まるものであるという短絡的な考えが，その根底にあるのではないでしょうか？　そして歯髄診断は，どこに消えてしまったのでしょうか？

　抜髄とは，十分な準備のうえに行うべき神経線維に対する手術であると認識するべきです．この章では，安易な抜髄処置は，"エンド由来歯痛"を生み出す根源であることを解説したいと思います．

第4章

虚血性歯髄炎による歯痛

「虚血性歯髄炎」"Ischemic pulpitis". この診断に関して，明確に記載したテキストが見あたらない．しかし，過去の慢性痛に関する講演で，この疾患について詳細な内容を聴いたことがある．この虚血性歯髄炎は慢性痛となりやすく，また，仮にその歯を抜歯しても"Phantom tooth pain"の原因となるメカニズムであることを，学術的裏づけの提示とともに紹介されていた（図1）．

理論・理屈は別として，歯科医師を悩ませる非歯原性歯痛は，表現に矛盾があるように思えるが，ほとんどが「急性痛様の表現をとる慢性痛」である．じわじわとした鈍痛の持続で歯科を受診することはほとんどなく，多くは激痛に準じた特定の歯に対する歯痛の訴えで，救急受診といった形をとる．あるいは，日常的にみられる急性歯髄炎を思わせる主訴で受診するが，一般的臨床診査によっては歯髄に問題を見出せない．しかしながら患者は，歯髄炎様の歯痛を強く訴え続けるため，診断そのものには確信を得ることはできないものの（臨床診断をつけることなく），急性の歯髄炎の条件が揃っているのだからということで抜髄に至ってしまう．ところが，抜髄をしても歯痛が改善することがなく，抜髄に至った症状に変化を認めない．無髄になっているにもかかわらず，しみる症状すら残る．自発痛も，慢性痛の単語に直結するような「持続的な鈍痛」といった種類の歯痛ではなく，まさに急性歯髄炎としての症状が遷延する，というパターンこそ，われわれ歯科医師が遭遇する歯科領域の慢性痛ではなかろうか．

たとえば，こんな症例があった．

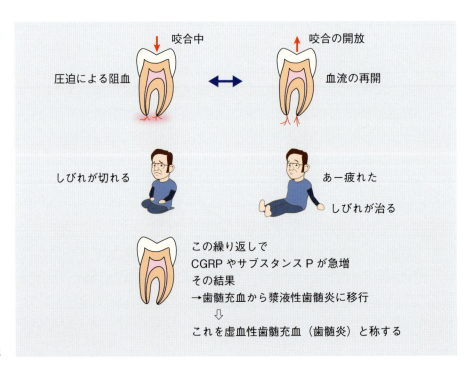

図1　虚血性歯髄炎とは

症例 1

患者は57歳の男性である．7┘に充填されたインレーが脱離した．そのまま3カ月近く放置していたが，少ししみはじめたということで，近くの歯科医院を訪れたところ，単なる二次う蝕による充填物の脱離として即日にインレー形成し，2週間後にゴールドインレー修復を施した．

その日はやや噛みあわせが高い感じがしたが，そのうち慣れるだろうということで放置した．その後，徐々にしみる症状が出現し，強くなり，やがては激痛となり，この歯科を救急受診したところ，急性歯髄炎（これが抜髄時診断として十分なものだろうか）との診断のもと，抜髄処置にかかった．しかしながら，局所麻酔は全く効果を示さず，当院に紹介となった（1-1）．ボルタレンを倍量服用し（本人は薬剤師），やっとのことで来院できた，とのことである．

初診時，激しい自発痛と打診痛（実際，触れるだけでうずくまるほどであった）があり，これはおそらく当初から存在していたのであろうと思われる．歯の動揺も認めた．周囲歯肉などは視診的には問題ないが，歯肉にも触診で強い接触痛を呈していた．咬合面には著しい咬耗を認め，抜髄処置の中断により咬合面には無数の切削痕があり，一部は歯髄に達していた．インレーは完全には除去されずに残存していた．冷反応や温反応は，触れることもできないので診査をすることすら不可能な状態であった．とりあえず，切削痕にせめて仮封だけでも施そうと考え，歯に触れるために2％キシロカインによる浸潤麻酔を施すも，除痛は果たせなかった．

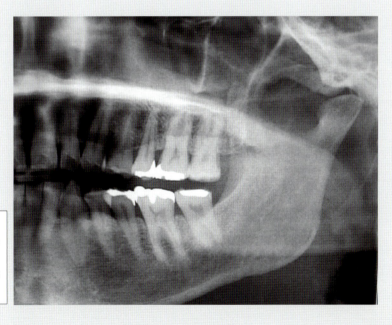

1-1 当院初診時のパノラマX線写真
7┘の咬合面のインレー脱離に対し，再修復すると激痛が続き，主治医は抜髄しようとするが，麻酔も全く奏効しない．軽度の持続的自発痛と明確な冷水痛および温水痛という症状はあったが，主治医はインレー脱離のせいと判断した．患者は当初，痛いけれども大丈夫かと聞いたが，抜髄はいつでもできるから，まず修復をしようというのが返答だった．下顎頭が変形し，さらにLipping現象※を認めることから，クレンチングを示唆する

※ Lipping現象…
　顎関節症の所見の一つに，下顎頭の変形があげられる．特にクレンチング傾向の強い顎関節症において，下顎頭に骨添加を生じることがある．この形状が鳥のくちばしに似ていることから，Lipping現象と称される

第4章

　この症例の背景に存在するものとして，顎関節症が考えられる．しばしば顎関節症は，セルフリミットな疾患であることが強調されるが，その本体にあるクレンチングもしくはTCHは，疼痛分野で重大な影響をもち，筋・筋膜痛，舌痛などの原因の一つとなる．特に咀嚼時に活動する最大の筋肉である咬筋は，下顎角から斜め前方に傾斜した引き上げの力を加えるため，上下左右の第二大臼歯の歯周組織に及ぼす影響が甚大である．そのため，歯質の器質障害（咬耗や亀裂，歯頸部のアブフラクション），歯髄に対しては，「虚血性歯髄充血」や「虚血性歯髄炎」を発症しやすい，という結果につながりやすい．

　自身の経験上，この「虚血性」の歯髄疾患は，クレンチングに関わる顔面痛の歯痛表現に使用されやすい，と感じている．そして，虚血性歯髄炎が自発痛を呈し，その痛みのピーク（すなわち神経原性炎症のピーク）で抜髄を施すと，神経原性炎症の影響で，歯痛が炎症から独立して存在するようになり，抜髄後も症状が消えず，いわゆる歯性の慢性痛へと移行することも少なくない．歯痛に対して，消炎あるいは感染源除去しか歯内療法としての手段をもたない術者にとっては非常に対応困難な歯痛となり，その結果，症状が固定※されることがある．私の知るかぎり，この症状は下顎第二大臼歯以外では上顎犬歯にもよくみられる．

　次にもう1症例，よく似た条件で起こった「痛み」ではあるが，これまで述べてきたことを踏まえて考察すると，さまざまな様子がみられる．症例呈示の後に考察していきたい．

※症状の固定…
　　神経系の症状に変化を生じなくなることを固定という

症例 2

　患者は43歳の女性である．3| に1年近く冷たいものがしみる症状が認められていた．1週間前頃からしみる症状が強くなり，しばしば自発痛も認めるようになり，近くの歯科医院を受診した．その歯科では初診時，知覚過敏症として薬剤塗布の処置を受ける（自発痛のある象牙質知覚過敏症？）．そのときは少し緩和されたような気がしたが，ほとんど効果はなく，1カ月間に4回の薬物塗布を受けたが，症状は改善しなかった．やがて持続的な自発痛を自覚して歯科医院に行ったところ，歯にひびが入っているということで，抜髄処置を受けることになる．

　抜髄当日は症状軽快を感じたが，翌日からしみる症状と自発痛が持続し，鎮痛薬を毎日服用することとなる．その後も当該歯科で治療を続けるが，まったく治療効果はなく，現在も自発痛が持続している．仕事（内科医）にも影響を生じ，仕事中は表面麻酔薬の使用とボルタレン座薬で，痛みを抑えていることも多い．痛みが強いときは，四肢のしびれも生じるとのことであった．それでも歯が原因ではないとして，根管充填とコンポジットレジン修復により治療そのものは終了となっていた．しかしながら，歯痛は持続しており，悩んだ末，当時患者は私と同じ病院勤務であったことから，相談を受け治療を行うことになった．

　現症は，打診痛と根尖部圧痛が著しく，触診にて根尖部骨の菲薄な状態（Deficiency）が疑われた．自発痛は激しいが，自身が医師であるので種々の除痛の工夫をしているうちに，何となく慣れたとのことであった．3| 唇面には明確な亀裂を認めた．治療途中のX線写真をその歯科より送付してもらったところ（2-1～2-3），根尖側基準点測定時にかなりのオーバーインスツルメンテーションを生じていたことがわかる．さらに，患者は家族からひどい歯ぎしりを指摘されており，口腔内所見として口蓋隆起や下顎骨隆起が認められた．また，書きものなどを長くすると，決まって頭痛を生じるとのことであった．さて，治療上のヒントを考えてみたい．

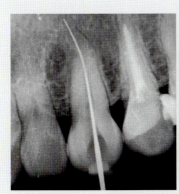

2-1　入手した根尖側基準点測定時のデンタルX線写真

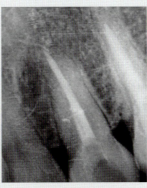

2-2　近くの歯科医院における根管充填時のデンタルX線写真．すなわち当院治療前

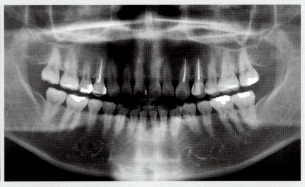

2-3　患者から治療の相談を受けたときのパノラマX線写真．臼歯すべてに咬耗を生じている様子が観察される

第4章

2つの症例の共通点

　症例1，2ともに，クレンチングが原因となって生じた顎関節症が下地に存在する．感染によらない歯髄炎様症状を呈する歯痛は，ほとんどの場合，いわゆるクレンチングにより生じる「虚血性歯髄炎」あるいは「虚血性歯髄充血」であることを，これまで執拗に述べてきた．そして，この虚血性の状態は，神経原性炎症として歯痛をもたらすのである．理論的に神経原性炎症による痛みは，痛み記憶を生じやすい．しかし何より，歯髄に生じた神経原性炎症と思われる歯痛のさなかに抜髄を行った場合，しばしば歯痛の遷延を生じることを，経験も含め知っている．抜髄してもしみる，歯髄炎と全く同様の歯痛が持続する．症状が取れない慢性痛ゆえに負の情動が生じ，気分的にも滅入り，いつまでも解決せずに痛みの攻撃が続くなど，ひたすら患者を苦しめることになるのである※．「自分はそのような症例をみたこともない」とおっしゃる先生がおられるかもしれない．しかし，自身の症例をしっかりと診断の目をもって整理すれば，きっと「これは」と思えるものがある．虚血性歯髄炎時の抜髄による歯痛遷延と考えられる症例は，日々私のもとに紹介されてくるが，ほとんどの先生方は「非歯原性」にばかり目が向いている．

　では，このような場合の対処方法について，考えてみたいと思う．まずは現病歴および現象のなかから，キーワードを選び出してみることが重要である．私は，慢性痛と出会ったら，問診に次ぐ問診を繰り返し，可能なかぎりの情報を得ることが肝要であると主張している．慢性痛治療の三大原則は，

① 患者の痛みを信じること
② 患者の痛みを知ること
③ 患者の痛みの強さを理解すること

であり※，このいずれもが問診によって解決の糸口を探せるのである．

　症例1，2共通の特徴は，微弱な歯痛の経過が長いということである．もう一つは，「しみる症状が強くなり，自発痛となる」「しみる症状と自発痛により，鎮痛薬が手放せない」というように，自発痛としみる症状が混在していることである．そして現症として，「咬耗」「亀裂」といった器質障害が認められる．これらを整理してみよう．

※神経原性炎症による不思議な現象…
　神経原性炎症については第1章で説明した．神経原性炎症はさまざまな症状を生み出しはするが，そのなかで非常に示唆に富む現象は「幻肢痛」である．抜髄後の歯髄炎様の疼痛の残存と，何かつながる感じがしないだろうか．今から15年ほど前，私はこの歯痛を「幻歯髄痛」と名づけたが，一般的に広まることはなかった

※慢性痛治療…
　患者との微妙な距離感が大切である．いかにして患者背景を悟るか，これすなわち患者と同じ痛みの立ち位置を知ることである．ヒポクラテスは「どのような種類の病気を治すのかというより，どのような種類の人を治すのかを考えることが重要である」と語っている．これこそが医療の原点であり，歯科治療に最も欠落した部分でもあろう

- 症状経過が長い…歯周組織に痛み情報が十分に伝えられている．すなわち，自律系の関与も，考慮しなければならない．
- しみる症状と自発痛の混在…歯痛の主体として，C線維，歯肉，歯槽骨，歯根膜の疼痛が関与している．ここにも，自律系の関与の問題が考えられる．
- 器質障害…歯や歯周組織だけではなく，頭頚部の問題として，歯痛を受けとめなくてはならない．

このことから，C線維主体の長期の歯髄刺激によって，十分な時間の末梢および中枢への感作が生じるわけであり，自律神経関与の歯痛が示唆される．そして重要なのは，歯痛を大きく修飾する原因としての慢性の顔面痛をもつ，ということである．このようなとき，視診で確認できないのに，患者が顔面の腫脹を訴えたり，麻酔の刺入痕部の痛みや違和感が2～4週以上も続いたりすることも経験するであろう．すなわち，ある種のSMP※として受けとめる考え方が必要になる．それを頭の片隅に置きながら，問診を続けていくことが，治療の流れのスタートとなる．

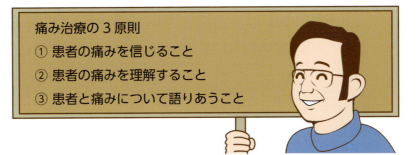

痛み治療の3原則
① 患者の痛みを信じること
② 患者の痛みを理解すること
③ 患者と痛みについて語りあうこと

※ SMP（Sympathetic maintained pain）…
自律神経が主体となって生じる慢性痛を意味し，対応する痛みにSIP（Sympathetic independent pain）がある

第4章

問診から診断，症例の解析

次に，痛みについての問診に入る．これは，現病歴と現症を把握したうえで行ったほうが，効果的な問診ができる．問診に必要な内容は，第1章で述べた丸山先生の著作に示されている，「P,Q,R,S,T」に沿って問診すればよい．問診は，広く歯という局所から頭頸部，さらには全身，そして日常生活での問題に至るまで聞いていく．この診査・問診のステップは，治療の流れを構築するうえで，必要欠くべからざるものである（図2）．

その問診事項のなかから聞き出さなくてはならない最も大事な点は，慢性痛における除外診断のキーワードである．歯内療法の必要性と慢性痛とを診断するために，器質的問題点，いわゆる中枢性および末梢性の疾患をもたないのか，身体的疾患をもたないのかについて，まずはじめに専門医による診断の必要性を判断しなければならない．そして，中枢性，末梢性に問題がないとなり，次に歯の診査を入念に行い，その結果，歯内療法が必要という判断がつけば，いよいよわれわれの出番である．歯内療法が必要かどうかの診断は，患者の訴える痛みに惑わされることなく，歯科的診断のもとに歯内療法処置が必要かを判断することに尽きるのである．

では，症例を解析すると，**症例1**における「一部歯髄に達する切削痕」という現症から「抜髄」，**症例2**における「根尖破壊を伴う」という現症から「Backup preparation[※1)]を基本とした感染根管治療（抜髄のフォロー）」が必要であることがわかる（図3）．

除外診断に関しては，まずは慢性痛としての対応でよいと考えるが，両者とも強い歯痛であること，また**症例1**では「麻酔が全く奏効しない」ということから中枢性の問題を疑い，**症例2**では「痛みの強いときは，四肢のしびれ」であることから，レイノー症状[※]も疑い（幸い，患者自身が医師であったことから，症状の説明については理解してもらいやすかった），麻酔科医を通じて，医科の立場から除外診断の必要がないかの診察を受けてもらった．

それらの結果から「抜髄」の必要のある**症例1**では，現在，麻酔効果は期待できず，触れることもできないことから，一時的除痛であっても，抜髄可能な状態までの除痛処置を第一目標とする．「感染根管治療」の必要のある**症例2**では，Backup preparationを施行する計

---

① 痛みのP,Q,R,S,T
② 患者QOLに及ぼす痛みの影響程度
③ 原因のある痛みかどうか
④ 痛みの客観的評価を忘れずに聞く
⑤ 自律神経の関与について
⑥ 器質的問題や中枢的問題がないか．特に痺れに関しては要注意
⑦ 患者のバックボーン，バックグラウンド
⑧ 歯痛の現病歴は執拗に問診する
⑨ 歯痛に対してどのような診断で抜髄を受けたか
⑩ もし患者が聞いていなければ，主治医に確認を取る
⑪ 歯内療法処置時の状況をしっかりと把握する

図2　問診の要点

※ Backup preparation…
　生理的根尖を破壊した場合，また吸収などを生じていた場合，一般的な根尖側基準点の設定は不可能である．その際，破壊された，あるいは吸収された根尖部に，硬組織による瘢痕治癒を促す場を与えた位置に根尖側基準点を設け，その部位に根管充填材を保持，維持できるApical stop（Apical ledge）を形成する手法を指す．破壊された生理的根尖孔と設定した根尖側基準点までの間に水酸化カルシウム糊剤を置く根管充填方法は，同時積層充填と名づけられている

図3 Backup preparationによる根尖の破壊部分の保護

星状神経節ブロックにより，歯痛と顔面痛の分離ができた瞬間から，根管治療は単なる歯内療法となり，今後，顔面痛による歯痛表現の標的にならないように，根尖部を瘢痕治癒させることに腐心する．この患者の歯痛は，2年以上の長い期間を経て，日常生活のなかで気にならなくなっていった

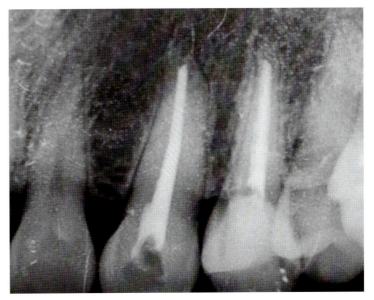

> ※レイノー症状…
> 手指のような細い動脈の血流が発作的に減少する現象．基礎疾患なく小動脈が痙攣して生じるが，その原因として自律神経の中枢応答によるものが有力な原因として考えられている．当該症例（症例2）では，痛みと自律神経との関係を示唆する現象として受けとめられた

画を立てるが，根管治療の効果を判定するためにも，レイノー症状とSMP様の診断から，三叉神経の興奮を抑える治療を検討する．

以上のことから，両者とも星状神経節ブロックを試みることを計画した．薬物療法に関しては，麻酔科医の判断に委ねることとした．麻酔科では，薬物療法は両症例ともNSAIDsの服用にとどめ，顔面痛素因に対する星状神経節ブロックと歯痛に対する歯内療法の効果で薬剤の種類は考えようということで，われわれの間での話はまとまった．

症例1では，星状神経節ブロックにより，麻酔処置も通常通り行え，抜髄処置そのものも滞りなく施行でき，歯痛は完全に解決した．このことから，この歯痛は顔面痛が「虚血性歯髄炎」を利用して，痛み表現されたものであることが強く疑われた．すなわち，症例1では，今回は露髄していることから抜髄に至ったが，本質的には抜髄を必要としない，顔面痛のみで対応可能な症例であった．何より歯髄の神経原性炎症による歯痛に対する抜髄なので，抜髄後にしみるあるいは自発痛などの症状が，長期あるいは永遠に持続する可能性が高い．それゆえ抜髄直後からの星状神経節ブロックも計画したうえでの処置とした．

一方，感染根管治療を施した症例2に関しては，星状神経節ブロックにより明確に歯痛と顔面痛の異なりが自覚でき，われわれの主張する「エンド由来歯痛」であることが判断された．当該症例のように亀裂を認める，あるいは非常に深在性のう蝕で，長期にわたる冷温水痛を認める場合は，早期に歯髄の保存の可否を定める必要がある．とりあえず歯髄保存をという考えは，あまりにも医学的ではない．「抜髄はいつでもできる」は，少なくとも疾患と戦う歯科医師の考えではない．抜髄という手術は，施行するタイミングを逃すと，思わぬ後遺障害（慢性痛）を生み出してしまうのである．いつでもできる手術とは一体どういうことか，考えてほしい．第2章で繰り返した，物理的な歯科学の考え方が，いまだに根強く残っている．歯科医師は，う蝕象牙質を硬さや色で判断し，診断名のないままに治療を進めている場合ではないのである．いま一度，慢性歯髄炎の診断学の確立の必要性を考えていかなければならないと強く心に銘ずる次第である．

第4章

症例1および症例2から学ぶべき点

症例1のパターンで，抜髄したにもかかわらず長く歯痛，冷温水痛が解決しないという症例の相談を，非常に多く受ける．考えてもみてほしい．虚血の繰り返しから歯髄がしみるという苦痛を告げ，やがてその限界がきたとき，すなわち神経原性炎症のピークに抜髄と称して歯髄神経を挫滅させるのである．すなわち，C線維が歯髄の状況を歯周組織も含めた広範な問題として中枢に伝えるネットワークが確立されたうえで，ファイルという器具で中途半端な神経切断処置を受けるのである．これでは歯性の慢性痛を獲得しても，何ら不思議はない．しかしながら本症例では，抜髄に至るまでには麻酔の奏効も期待できないような強い歯痛があったにもかかわらず，抜髄後は全く症状が残らず，解決しているのである．このことは，重要な歯痛治療のポイントと考えられるので，説明していく．

症例1の治療上の特徴は，術前の完全除痛である．そして，星状神経節ブロックにより，自律系の整合性を確立してからの抜髄であることが重要である．もちろん，可能なら虚血性歯髄炎の疑いがある歯で，どうしても抜髄の必要があるときには，必ず星状神経節ブロックをしながらできればよいのだが，現実問題としてはありえない治療だ．しかし，同様な経緯で抜髄を施行した際に**症例1**のような症状が認められれば，早期に星状神経節ブロックを行うことができる環境があればよいのにと考えている．

そしてもう一つの，抜髄前完全除痛も重要なポイントといえる．抜髄時に痛みをもたないことは，抜髄後の歯痛解決の秘訣でもある．では，目の前で歯痛を強く訴える者に対して，何もせずにう窩消毒処置あるいは歯髄鎮静処置だけで帰宅させるのかということであるが，それは違う．冠部歯髄除去という手法は，抜髄前除痛の手段として有効である．虚血性歯髄炎で抜髄せざるをえないとき，冠部歯髄除去では症状の遷延は起こらない．根部歯髄を除去したことで，すなわち歯周組織との関係をもつことで遷延が起こってしまうのである．

さらに本症例では，抜髄時に鎮痛薬を使用し続けていることも見逃せないポイントの一つである．このことは，いわゆる先取り鎮痛の意味をもつ．全身麻酔下の手術でも，局所麻酔は必要とするのであり，麻酔によっても処置中の侵襲性刺激は排除できないことが，血圧の変動などからわかっている．麻酔というものは，単に知覚神経の伝達を抑制しているにすぎない．私は長年,「歯痛と海馬の関係」に関して研究を続けてきたが,歯痛を与える実験動物は，全身麻酔が施された状態である．麻酔は除「痛」であって，除「侵襲刺激」ではない．しかも伝達を遮断しているだけであることは明記したい．すなわち，

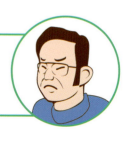

抜髄前，抜髄中の侵襲刺激，痛みを与えないことが，
抜髄後の歯痛をコントロールするのである．

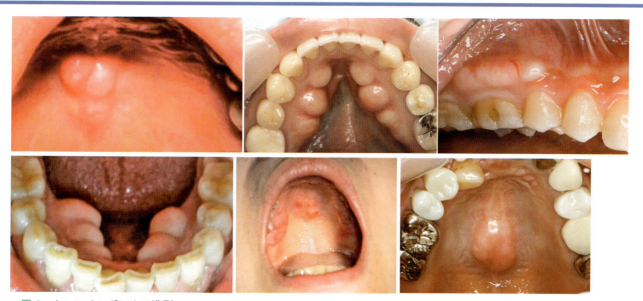

図4　クレンチングによる造形
口蓋隆起，下顎と上顎の骨隆起（口蓋隆起と外骨症）．クレンチングは形態的にも機能的にも，口腔内を変貌させてしまう

　さらに本症例では，星状神経節ブロックにより自律神経の関与も遮断していることも，特筆すべきことである．

　次いで，症例2 について考えてみる．患者の口腔内には，著しい咬耗と下顎骨隆起が認められ，いわゆるクレンチングによる顔面痛の素因は十分に考えられる（図4）．素因のなかにはメンタル面，三叉神経の賦活，筋膜痛の傾向などもあるであろう．さらに，歯の亀裂により，長期にわたり冷温水痛（最近は過敏という言葉が安易に使用されているが，知覚過敏症には温度や疼痛反応に対して定義が存在するはずである．歯冠部全体が感じる冷温水痛は知覚過敏症ではない）が続いていた．しかも，亀裂があるということは，咬合による機械的刺激から解放されることがなかったわけである．そして抜髄，しかもファイルによる根尖周囲組織の刺激と根尖部の破壊が伴った．

　症例1 と同様，クレンチングなどによる三叉神経賦活がC線維による根尖周囲組織の状況を中枢に伝えるネットワークを確立させているうえ，さらに亀裂の存在が長期にC線維への刺激を持続させることになる．そしてそれら感作の条件が揃い，過敏化した歯髄神経を抜髄という行為で挫滅させるのみならず，オーバーインスツルメンテーションによって根尖周囲組織まで傷つけたわけである．

　ここで考慮するべきことは，顔面痛による三叉神経の痛みが歯痛をもたらしているのか，歯痛が強くて顔面から側頭部の頭痛を引き起こしているのか，ということである．症例2 では咬耗や骨隆起も著しく，さらに歯痛自覚時の四肢のしびれなど機能性身体症候群（FSS）を疑わせる所見なども考えられることから，はじめに顔面痛があって，次に歯，歯髄の問題が生じ，顔面痛が恰好の痛みの表現者として問題のある歯を利用して理解困難な歯痛が生み出されたと解釈可能である．そして，歯の問題が急性であればよいが，慢性の問題となれば，ここに非歯原性歯痛としての慢性痛が確立されるのではないか．

第4章

　ここで，扱うことのできる薬剤の制限の多い歯科医師にとって，歯痛の原因を薬剤使用により鑑別することの困難さがある．まず強い歯痛のなかで，多くの患者は自分自身の使い慣れた鎮痛薬を使用している．この患者が使用していた鎮痛薬は，ボルタレン座薬であるが，ボルタレンはNSAIDsのなかでは希少な存在で，中枢作用が確認されている．この患者の疼痛閾値を上げられたのは，このことによる可能性がある．本症例のように，自発痛より打診や圧痛が著しく，ごく末梢の炎症を示す歯根膜応答などに対しては，痛みの本体が顔面痛なのか歯なのかがわからない場合が多いので，消炎鎮痛薬であるNSAIDs，あるいは消炎力はないが，中枢性に効果を示し，また誘発痛（反応）の閾値に変化を示さないアセトアミノフェンを使用することにより，歯痛の原因を簡単にスクリーニングしてみるのも一法である．

　それでも問診，薬剤によって痛みの本体が解決できないときは，またしても有効な手法が星状神経節ブロックの出番である．極端に思われるかもしれないが，診断に迷ったときには，まず交感神経の要素を遮断してみることである．良好な除痛効果が出ても出なくても，治療の方向性の示唆は得られる．このことは，診断が困難な舌痛症においても，考えられる方法である．多くのクレンチングが関わる痛みに関して，星状神経節ブロックは，治療指標を得るためには，非常に有用な手段の一つであると考えている．自律神経系の関わりに対して確実に対応する方法として星状神経節ブロックに代わる方法は思いあたらない．

　結果的に，本症例においても，顔面痛と歯痛の異なりを患者自身が理解できたことは大きい．

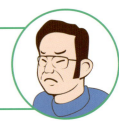

> 非歯原性歯痛，エンド由来歯痛に対応するには，何より自覚的に慢性顔面痛と慢性歯痛を分離することが，治療におけるはじめの一歩なのである．

　慢性痛は日常の生活のなかに生まれ，そしてその日常を奪うほどに執拗に人々を苦しめる．実際，私の受けもった患者のなかで，慢性痛を苦に命を絶った方もおられる．何気ない日々の生活にそのような支障を与えるのは顔面痛であり，そしてその顔面痛を激しい痛みとして顕在化させ，増長させる増悪因子こそが，慢性の歯痛であることが十分に考えられる．非歯原性歯痛は紛れもない歯痛なのである．そして顔面痛を歯痛に転換する慢性歯痛の多くが「エンド由来歯痛」なのである．ならば，非歯原性歯痛は，歯内療法がその問題を解決しなければならないことになる．

2 症例のその後の経過

　症例1は，初診当日にボルタレン座薬で疼痛閾値を上げ，抜髄処置に入ったが，2％キシロカインによる麻酔は全く効果を示さない．そこで，懇意にしているペインクリニックの先生に星状神経節ブロックを電話依頼し，即日に施行してもらった．この一手がなければ，当該歯の治療は立ち止まらざるをえない．歯科医師だけでは治療できない症例なのである．もし，除痛ということを自身の治療範囲と考えているのであれば，相棒とするべき麻酔医との関係を保つことは，治療の一端といっても過言ではない．また，歯科医師の最も弱点である除外診断の判断に関しても，もし少しでも器質的問題が疑われるのであれば，医師の存在は強い味方となる．この症例でも，ペインクリニックの医師に除外診断の必要性に関して相談し，その必要なしとの結論に至れたことで，歯内療法に専念できた．

　ブロック後，歯痛軽減（ほとんど軽快）が得られたとの連絡を受け，今度は1週間後に，手前に星状神経節ブロックを施行してもらい，露髄部分にFCと思われる綿球を押し込んであったので，直接覆髄の適応とは考え難いことから，そのまま抜髄処置に移行することとした．ブロックと同時に，つまり抜髄の1時間前に術前除痛と抜髄中の侵襲刺激遮断をはかるため，アセトアミノフェンとNSAIDsを使用した．さらに抜髄後疼痛の予防目的で，抜髄2時間後にNSAIDsを服用してもらい，その後の鎮痛薬は頓用とした．翌日にも経過観察のため受診してもらったが，全く痛みはないとのことであった．種々の疼痛の問題が考えられる歯の抜髄の際には，ぜひ先取り鎮痛の方法は検討してもらいたい．このことに関しては後述する．

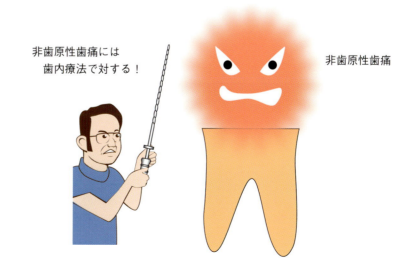

第4章

　症例2は，痛みが歯痛のみならず，舌痛も認め，さらに頭頸部の広い範囲に広がっていることから，クレンチングの関与は確実である．筋性や交感神経系の問題も考慮し，星状神経節ブロックを施行することで，患者自身が歯痛と顔面痛の分離を自覚することができた．この場合も，ペインクリニックの医師に除外診断の必要性を相談したところ，負の情動が強いとのことで，歯痛治療に流れができたら精神科にメンタルサポートを依頼するようにとの示唆を得た．このあたりは，患者自身が医師であったことが治療の流れをつくるうえでのメリットとなった．そのことから，私はさまざまな歯痛治療のテストケースとして，患者には悪いが，考えられるマイナス面をもたない試行錯誤はすべて行おうと思った．

　顔面痛と歯痛の分離を果たせたところで非歯原性歯痛の顔面痛部分とは別に，歯性の慢性痛要因退治を第一に考え，根尖に焦点を絞り，破壊された根尖部の保護目的に Backup preparation を行い，根管治療を進めた．いわゆるエンド由来歯痛との勝負である．Backup preparation で根尖部の保護を進めたところ，しばらくして打診痛と圧痛の軽減が認められた．そして星状神経節ブロックを継続して行ったところ，患者の言葉によると肩こりが取れるとともに，ようやく日常生活を取り戻すことができたとのことである．あわせて，精神科医にメンタルサポートを依頼し，薬物療法は医師である患者本人に任せるとして，カウンセリングによる治療を行った．その後，「エンド由来歯痛」はほぼ改善し，圧痛は残ったが，患者自身も苦痛ではないとのことで，歯科学的にも，この根尖部圧痛は根尖部骨の菲薄（Deficiency）によるものと判断して終診とした．

　ここで「エンド由来歯痛」の原因を考えると，そこには抜髄のもつ慢性痛との密接な関係が浮かび上がる．

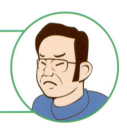

> 抜髄により生じる慢性痛の「エンド由来歯痛」には，ごく普通の抜髄処置を行った歯の痛みが取れず，根尖部破壊というようなテクニカルエラーがないにもかかわらず，いつまでたっても歯痛を自覚するというものがある．

　ただ，それらの症例は，単なるう蝕から感染し，急性の歯髄炎に至り，抜髄を施行したというものではない．ほとんどが外傷，亀裂，きわめて長期の繰り返す漿液性歯髄炎の経過を経て生じた，強い自発痛を伴った抜髄処置であった．それに関して，次の症例をみてみたい．

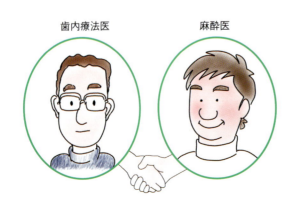

症例3

患者は31歳の女性である．自転車で走行中に転倒し，6|の歯冠部を破折した．そのときは，特に痛みを自覚しなかったので，そのまま放置していた．その後，しみる症状が1カ月ほど続き，やがて強い自発痛に至った．強い痛みを生じたということで，近くの歯科医院を受診，急性化膿性歯髄炎の診断のもと，即日に抜髄処置を受けた．

主治医は歯内療法の講習を必ず聴きに行くほどで，そこで学んだ通り，ラバーダムをかけ，スミアはEDTAで除去したとのことである．

抜髄当日は自発痛も消失したが，翌日から鈍痛を自覚し，その痛みは日ごとに強くなり，やがては仕事にも支障をきたすようになった．歯痛は耐えられる限界を超え，近所の病院の麻酔科に入院し，さまざまな除痛治療を受けるが，一時的な除痛効果しか得られず，日常的に鈍痛が持続していた．結局，痛みは解決せぬまま，抜髄をした歯科医師に相談するようにと告げられ，退院となった（3-1）．

たしかに主治医は，現代歯内療法の基本を忠実に実行しており，よかれと思われる手技を駆使している．にもかかわらず，このような慢性痛に至った根本は，どこに存在するのであろうか．それは，各治療手技に診断の裏づけがなかったことに原因があると考える．少なくとも主治医の行った手技は，この疾患の診断に対しては適応ではなかった．「何でもこの方法」という歯科の根本がもたらした歯痛といえる．

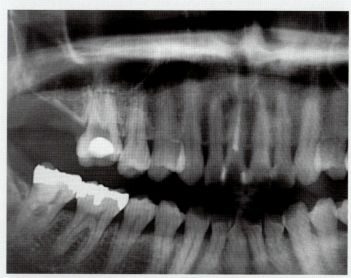

3-1　当院初診時のパノラマX線写真
根管の直径から考えて，抜髄とは思えないほどの歯質削除量である．抜髄に，なぜこれほどの健全歯質を犠牲にするのだろうか．根管にアプローチするために健全歯質を削除することは，厳に戒めなければならない．数ある講習会でも，歯冠部の健全歯質保護はほとんど語られない．私は歯内療法科入局当初から，歯は削ればなくなる，特に歯頸部に相当する部位の歯質量はきわめて重要であると，恩師から繰り返し教えられた

第4章

慢性痛という視点での分析

痛みを繰り返すということは，末梢における感作をもたらしやすい．特に Wind up 現象などは，そのなかでは最も有名であろう．頬を1回つねれば痛い．しかし，それを10回，100回と続ければ，もはや少しつねるだけでも強い痛みを生じるようになる．C線維に関わる痛みは繰り返すことで，痛みが重なり，強くなっていくのが Wind up である．歯がしみるという症状が認められた場合，もし，しみる症状が本当に知覚過敏症なら，その疼痛は生理的応答なので，Aδ主体であることから Wind up との関わりは少ない．しかし，歯髄充血による冷水痛は，C線維との関係をもつので Wind up 現象との関わりを強くもつことになる．したがって，しみる症状を知覚過敏症と誤診して，いたずらに経過観察を続けることは，慢性痛を育てることにもなるのである．「しみれば何でも知覚過敏症」ではないということを，いま一度確認すること，すなわち「しみる」ということに対して正確な診断を考慮しないと，歯髄処置以前に「エンド由来歯痛」の種をまくことになる．これらのことは理論にすぎるかもしれない．しかし，診断と手技を組みあわせて考えてこそ，「エンド由来歯痛」を予防することが可能となる．

また，本質的に歯痛は，大脳辺縁系の海馬における LTP（長期増強）を招来する種類の痛みであることを，私自身が動物実験であきらかにし，学会でも報告した（34ページ参照）．象牙質に至る亀裂や深在性のう蝕，さらには知覚過敏などの中枢の刺激の仕組みについて，歯科医師は忘れ，安易な AIPC を推奨したり，歯髄鎮静をはかろうとしたりする．ましてや，色や硬さでう蝕という疾患を判断しようとする物理学的な歯科学には歯髄診断としての要素はないので，しみるものはすべて知覚過敏症という診断になる．そして，また歯髄炎であるにもかかわらず，現時点というピンポイントでの無痛を診断基準として，歯髄保護を図ろうとしたりする．その結果，歯髄は長く症状を有することとなり，これらの持続する微弱な痛みにより，末梢の感作を生じてしまうのである．

ここで，症例3について考えてみよう．根尖孔が破壊されていることは，同時積層充填の根管充填材が溢出していることでわかる（図5）．治癒する歯原性・非歯原性の慢性痛と，治癒しない慢性痛の違いは，簡単に説明できる．すなわち，原因が改善できるかできないか，

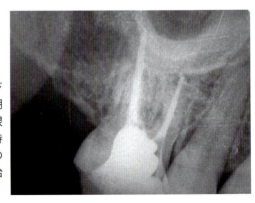

図5　症例3の 6| 根尖の様子
近心頬側根管には，酸化亜鉛ユージノール系シーラーと水酸化カルシウム糊剤を用いた同時積層充填を行った．根尖は破壊されており，充填の効果を期待するばかりである．残念なことに，この患者の「負の情動反応」は特に強く，治療の結果が出ないまま受診が中断した

ということである．たとえば，咀嚼筋症候群として説明される筋・筋膜痛による顔面痛の場合，その原因が開咬であればどうだろうか．仮に星状神経節ブロックをして一時的に疼痛が回避できたとしても，それは治癒でも何でもない．単なる頓服と同じである．また，歯内療法による回復困難な問題である根尖部の破壊は，歯性慢性痛の代表格の状態であるが，そこに歯痛のピークで行われる抜髄が加われば，さらに慢性痛素因を後押しし，慢性歯痛として成立するリスクが高くなる．歯痛が徐々に盛り上がるなか，歯痛を司るAδとC線維の役割は，当初のAδ主体の痛みからC線維主体の自律系も巻き込んだ複雑な歯痛へと姿を変えていくのである．そして歯痛の発生後，歯痛の改善がなされないと，歯痛は歯痛として独立し，自律的にその強度を増していく．麻酔科の先生方は，それを抜髄に伴う神経障害と称せられる．

C線維は，歯髄炎であっても歯髄にとどまらず，根尖歯周組織へと痛みのフィールドを拡大し，痛みもヒリヒリ，ズンズン，ズキズキ，ザクザク…といったような多彩な要素を増し続けるのである．AδとC線維のコラボレーションは，痛みには必須事項でありながら，コラボレーションの仕方一つで慢性痛の可能性が生じてくる．急性化膿性歯髄炎で受診した患者の抜髄時に生じはじめた痛みに対して，麻酔が効かない経験は，誰しもあるのではないだろうか．また，抜髄の途中で自発痛を訴えはじめ，もう一度麻酔を使用したが，痛みが去らないといった経験を一度や二度，誰もが味わっているのではないだろうか．血管囲繞性の自律神経には，ほとんど麻酔効果を期待できない．もはや痛みの主役が変わってしまっているのである．そのような悪戦苦闘のなか，もし根尖部破壊などをすれば，慢性痛が生じても不思議のない状態となる．そしてまた，生じた器質障害から発症した慢性痛は，間違いなく医原性疾患となる．「自分はそんなヘマはしない」とおっしゃる先生もいるかもしれない．しかしながら，根尖孔が些細なことで障害されることは，すでに述べたとおりである．多くは組織の許容力により，何となく過ごせているというのが現実であると思う．

そういえば，抜髄のための局所麻酔奏効中，しかも歯髄のほとんどがなくなった歯に生じる抜髄終了間際の自発痛の出現の経験は，いつも歯痛について考えている私に対して，抜髄時における歯痛の難治化への重大なヒントを与えてくれた．

私もたしかに，数多く抜髄中の歯痛出現の経験をした．そのとき，局所麻酔は一向に効果を示さないのに，どんな鎮痛薬であっても除痛効果を示すことを経験した．アセトアミノフェン，NSAIDsのいずれもが，著明な効果を示したのである．抜髄という侵襲刺激に根尖周囲組織のC線維の関与が主体となり，麻酔の効いたなかでC線維が知りえた侵襲刺激に対する応答を，疼痛という形で表現しているからと考えられる．同時に，麻酔針の刺入や麻酔液の注入による圧迫，さらには処置の操作による侵襲が原因となり，歯周組織に生じた炎症性の急性歯痛には，鎮痛薬が効果的であることがわかった．

麻酔を追加しても一向に除痛できないのに，鎮痛薬服用が著効する事実から，難治性歯痛をもたらすC線維による痛みであっても，その初期には，薬剤で鎮痛が可能なことが推察される．この事実は，抜髄という行為のもつ侵襲刺激の痛み受容を鎮痛薬により抑制することは，抜髄中の痛みを抑制するということではなく，抜髄という手術処置における先取り鎮痛の可能性を強く示唆することになる．

第4章

抜髄における先取り鎮痛の意義

　ここで抜髄を必要とする歯髄疾患が，どのような段階を経て慢性痛と化すか，少し順序立ててまとめることとする．

　まず，抜髄の原因となる歯髄炎についてはどうか．急性歯髄炎に関しては，漿液性であれ，化膿性であれ，多くは知覚過敏様の歯痛，すなわち，しみるという経過（Cold water pain）をたどる．まさに，どんな疾患も風邪様症状に開始されることに似ている．まずはこの段階で，末梢の感作の可能性を秘めている．特定の過敏点をもたず，外来刺激を遮断する薬剤が著効しないものは，ある意味，歯髄充血から漿液性歯髄炎への移行を疑ってもよい．したがって，知覚過敏症と診断して，明確な診断なしに知覚過敏薬の塗布を続けることは，歯痛の慢性化への道を開くことになりかねない．

　すなわち，急性歯髄炎に至るまでに末梢感作の可能性があるのなら，少なくとも抜髄時には完全に除痛されていなければならない（図6）．抜髄時に急性歯髄炎の痛みを解決していなければならない理由として，抜髄直前に歯痛を解決していない場合，その痛みは，抜髄中の侵襲刺激および抜髄後に生じる処置後痛に加算されることになる．先述したように，C線維に影響を与える抜髄は，根部歯髄を除去するときに侵襲刺激として成立するのであって，よほど暴力的な処置を行わないかぎり，冠部歯髄除去に根尖周囲組織の歯痛を司るC線維に影響を与えることはない．ということは，急性歯髄炎の歯痛で受診した患者に対して，いきなり根尖部まですべて抜髄するのではなく，いったん冠部歯髄を除去し，鎮痛薬を用いて完全除痛を図る（図7）．自身の経験では冠部歯髄を除去した後にテラ・コートリル軟膏を貼薬し，そのうえで鎮痛薬を処方することで，ほとんどの場合，術前に歯痛が残存することはなかった．そういった抜髄前完全除痛を果たさないと，その抜髄時に残っている歯痛が，抜髄中，抜髄後加算という影響を与える可能性がある．実際抜髄前に痛みがあるほうが，抜髄後疼痛を発症する確率が高い※ことを，私自身の臨床研究のなかで報告している[3]．

　次に抜髄時の刺激の問題が考えられるが，次のような臨床的考察ができる．たとえ麻酔が効いていても，根管治療器具の歯髄内への挿入自体，抜髄中の刺激である．これは全身麻酔下の手術でも，メスを入れた瞬間に患者の血圧が変動するといったことと同じ理由である．麻酔というものは，単に知覚の伝導を遮断しているにすぎないということを忘れてはいけない．知覚以外の侵害刺激は，何ら遮断していないのである．たかだか痛覚というたった一つの刺激伝導を遮断しても，生体はつらく苦しい反応をしているのである．このことはあたり前のようであるが，感覚的には把握しにくいのかもしれない．多くの講演の場で，抜髄中の刺激に関して，いくら説明しても理解してもらえないことがしばしばあった．とにかく，歯髄内にはAδ，Aβ，C線維という知覚神経とともに，自律神経のなかの交感神経が貫通している．このことを考えると，抜髄中に各神経に対する刺激賦活は，抜髄行為の性格上，不可避なものであるといわざるをえない．この刺激の抑制を考慮しないかぎり，歯内療法の一つの命題である除痛と抜髄の

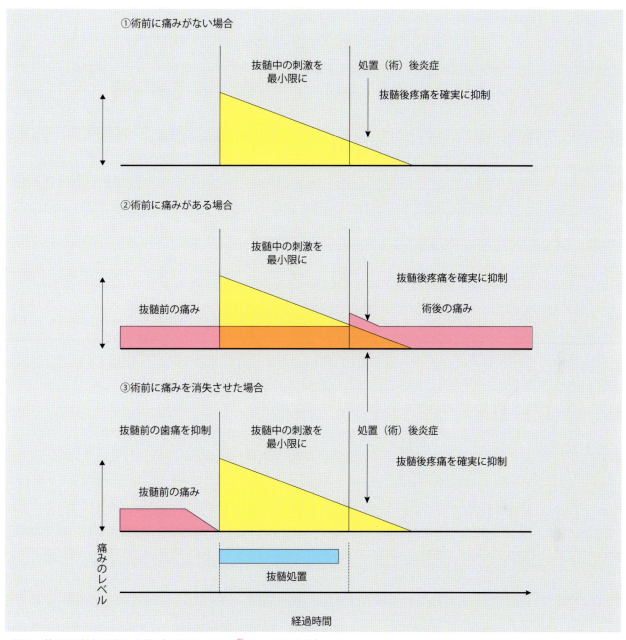

図6 抜髄前完全除痛の意義（長谷川，2014[2]）をもとに作成）
　これは机上の空論ではなく，一般的な外科処置における定説であるから，歯の場合にのみ適用外ということはない．それなのに，なぜか抜髄という外科処置の際に，多くの場合，この痛みの原点が想起されることはない

慢性痛化の可能性は，解決しないのである．
　抜髄中の刺激を避けるには，炎症を抑えるのがベストな除痛であろうか．正直，現行の抜髄処置の概念は，根管壁を削ることばかりに腐心し，取り除く歯髄のケアなど全く考慮されていない．となれば，手技のなかに末梢における侵害刺激抑制が存在しない以上，中枢の痛みの受け入れを断つことが，一番有効な方策ではないだろうか．そのようなときに有効な手段が，薬物療法である．したがって，鎮痛薬による抜髄中の痛み抑制については，アセトアミノフェンに中枢作用があることを考えると，たとえ消炎効果は全くなく，除痛作用は弱くても，

第4章

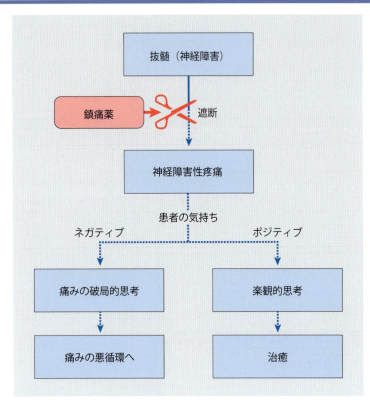

※抜髄後疼痛…
慢性潰瘍性歯髄炎の抜髄後疼痛の発症は9%にすぎないが，急性歯髄炎においては30％に及ぶことを報告した．また，抜髄後疼痛は，抜髄後平均で6.5時間後に生じ，25.4時間でピークに達し，43時間でほぼ解消する．ただし，10％は長期持続，4％は1カ月を経ても消失しない．さらに，抜髄後疼痛が出現してからの頓用使用は効果が少なく，自然緩解のパターンを変えることはできなかったことも示した

図7 抜髄時の鎮痛薬はこのように考えよう．さもなくば，慢性痛の悪循環が待っているかもしれない．抜髄から神経障害性疼痛に至る流れを鎮痛薬で切り離せば，痛みの悪循環は未然に回避できる（長谷川，2014[2]）

NSAIDsよりもアセトアミノフェンのほうが選択の意義があるように考えられる．あくまで動物実験ではあるが，私はこの事実を確認し，日本歯内療法学会で報告した[4]．つまり，抜髄時の刺激が慢性痛への移行を促すことを考えると，慢性痛予防のターゲットをずばり「除痛」に絞って，痛み現象そのものを抑えるほうが効果的とは思えないだろうか．何より抜髄中の神経線維への刺激，組織損傷に伴う刺激は，局所麻酔が効いている末梢において，痛み刺激として認知するのではなく，あくまで中枢で認知することになる．抜髄による種々の侵害刺激を歯痛につながないためには，そして抜髄中の痛み刺激を遮断するには，薬剤使用以外に方法はないような気がする．たしかに，これら薬物療法の手技に関しては，推論の組みあわせであり，感覚的理論のようではあるが，実際私自身が実践して，それなりの成果を得ていることを主張したい．そしてまた，これも実行してマイナスのない手法だと思う（表1，2）．

したがって，もう一度整理して繰り返すと，抜髄時の痛み感作を効果的に予防するのは，薬剤によって抜髄中の中枢への痛み刺激を遮断するのが最も効果的であると考える．まさに鎮痛薬を用いた先取り鎮痛こそが，抜髄後の慢性痛を防ぐ王道といえよう．

そして，抜髄後の疼痛出現の可能性も考慮する必要がある．これまで抜髄前，抜髄中の問題を述べてきたが，抜髄前の痛みが存在する状態で抜髄が施行されていたとするならば，抜髄後に疼痛が出現した場合，処置後の痛みに処置前の痛みが加算される可能性はすでに述べた．すなわち，逆に抜髄後の痛みがなければ，抜髄前の加算要素も精算される可能性もある．このことを考えると，抜髄前の完全除痛もさることながら，抜髄中の侵襲刺激を痛みへとつ

※ NNT…
　痛み緩和を得るために必要な投与人数を示す指数を意味する．たとえば，Aという薬剤のNNTが5である場合，1人の痛みの緩和を得るためには，5人にAを投与することが必要となる．これは，効果の程度を示す指標として意義がある一方で，効果を示さない薬剤を漫然と投与することを防ぐためにも重要な薬剤選択の指数である

表1 代表的NSAIDsとアセトアミノフェンの比較（効果で選ぶ）（長谷川，2014[2]）をもとに作成）

鎮痛薬	NNT
アセトアミノフェン 500mg	3.5
アセトアミノフェン 1,000mg	3.6
イブプロフェン 400mg	2.5
ジクロフェナク 50mg	2.7
エトドラク 200mg	3.3

代表的NSAIDsとアセトアミノフェンにおける，経口後4〜5時間以内に5％以上の疼痛緩和が期待される number need to treat（NNT）比較※である．アセトアミノフェンは「効かない薬」と思われがちだが，500mg以上で十分な効果が期待できる

表2 代表的鎮痛薬における作用ピークおよび半減期（時間で選ぶ）（長谷川，2014[2]）

分類		一般名	代表的な製品名	血中濃度ピーク	半減期
酸性	サリチル酸系	アスピリン・ダイアルミネート	バファリン	1時間	2〜5時間
	アリール酢酸系	インドメタシン	インダシン	1時間	3時間
		エトドラク	ハイペン	1.4時間	6時間
		ジクロフェナクナトリウム	ボルタレン	2.72時間	1.3時間
	アントラニル酸系	メフェナム酸	ポンタール	2時間	2時間
	プロピオン酸系	ロキソプロフェンナトリウム	ロキソニン	0.79時間	1.3時間
		ザルトプロフェン	ペオン	1.17時間	α 0.9時間 β 9時間
	フェニルプロピオン系	イブプロフェン	ブルフェン	2時間	2時間
	オキシカム系	ロルノキシカム	ロルカム	0.63時間	2.3時間
中性	コキシブ系	セレコキシブ	セレコックス	2時間	7時間
塩基性		チアラミド	ソランタール	1時間	4時間以内
		アセトアミノフェン	カロナール	0.46時間	2.36時間

なげない，先取り鎮痛というものの必要性が理解される．

　抜髄後疼痛についても，通常の鎮痛の概念をそのままあてはめられない要因がある．たとえば，抜髄後疼痛のタイムスケジュールである．抜髄後の歯痛出現のタイミングは，抜髄後6〜48時間以内に，ほとんど消失する．このことも過去，論文にして報告した[3]．考えてみれば，この抜髄後疼痛のタイムスケジュールからも推測されるように，抜髄の処置後疼痛を司る痛み酵素は，シクロオキシゲナーゼ1（COX-1）※が中心であることがあきらかである．このようなとき，抜髄後の疼痛抑制目的で時代に即応した鎮痛薬というだけで選択し，現代趨勢であるシクロオキシゲナーゼ2（COX-2）阻害を主体としたNSAIDsを投薬しても，鎮痛効果は不確定といわざるをえない．すなわち，不幸にして抜髄後疼痛を生じれば，COX-1寄りの鎮痛薬が適応ということになるのである（図8）．

　このように，抜髄にまつわる慢性痛の悪循環を断ち切るのは，鎮痛薬の使用方法を熟知す

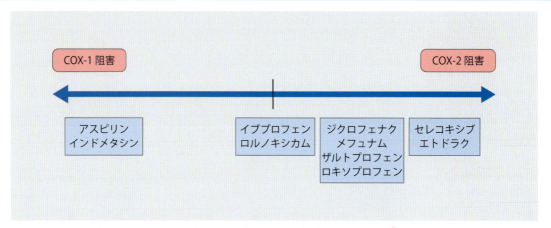

図8 COX-1を抑えるかCOX-2を抑えるか（原因で選ぶ）（長谷川，2014[2]）
　イブプロフェンのグループ，ジクロフェナクのグループ，そしてセレコキシブのグループの使い分けで，まずはCOX-1とCOX-2は制覇できる．鎮痛薬の選別は，シクロオキシゲナーゼの阻害タイプ，NNT，血中ピークまでの時間，半減期別に整理することによる基準に沿って行う

> ※ COX…
> 　組織障害により，細胞膜はアラキドン酸を遊離する．そのアラキドン酸は，アラキドン酸カスケードによる代謝経路を経て，生理活性物質になる．炎症物質であるプロスタグランジンがアラキドン酸から生成させる過程で関与する酵素がシクロオキシゲナーゼであり，COXと略して称せられる．COXはCOX-1とCOX-2の2種が存在し，COX-1は生体組織の構成酵素として存在し，COX-2は炎症により誘導され出現する酵素とされている．現在のNSAIDsは，COX-1もしくはCOX-2を抑制，あるいはCOX-1およびCOX-2の両者を抑制することで鎮痛作用を発揮する．また，脳内に存在するCOX-3に関しては，いまだ研究段階ではあるがアセトアミノフェンが特異的に抑制し，鎮痛作用を発揮するという説もある

ることが何より大切である．私なりの抜髄時の除痛方法について，簡単なシェーマで示す（図9〜11）．

このように，もし抜髄に関わる痛み，そして慢性痛，すなわちエンド由来歯痛を解決しようとするならば，いかに痛みと鎮痛薬の関係を理解しなければならないか，わかってもらえると思う．痛みを取り扱う歯科医師としては，最低限5種類は鎮痛薬を使いこなせるようにしてもらいたい．鎮痛薬は何でもロキソニン，では通用しないのである．この痛みには，何が最も関わっていて，そしてこの痛みを取り去るには，どの薬剤の何の作用が効果的なのか，どのような使用方法が適切なのかを理解して，はじめて抜髄という処置が許される．そのことが，抜髄に関わる慢性歯痛を踏み台にして生じる，激しい非歯原性歯痛を解消する糸口を得ることになる．

ただし，保険制度上の問題もあり，おそらくは本書の通りに処方することは認められないであろう．これらは，このように処方せよということではなく，現時点での保険制度と照らしあわせ，本書の理論をもとに自分なりの術前，そして先取り鎮痛，さらに術後疼痛抑制を考えてもらいたいということなのである．そして抜髄に鎮痛薬を使用することは，まちがいなく必要であると申し添えたい．

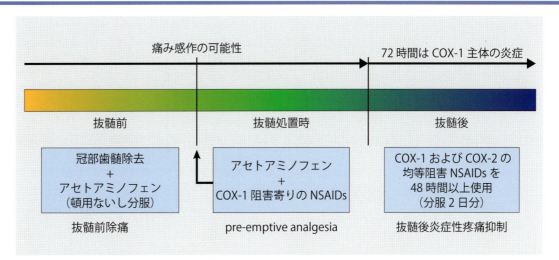

図9 抜髄における理論上の鎮痛薬使用法（いくら何でも，これでは薬漬け）（長谷川，2014[2])をもとに作成）

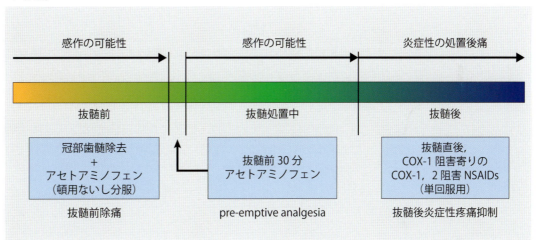

図10 理論通りで，かつだいぶ実際的になったが，まだ薬漬けのイメージである（長谷川，2014[2])をもとに作成）

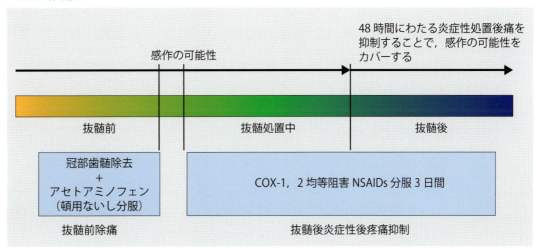

図11 これなら実施は十分可能．抜髄時の処置の一環，いわゆるスタンダードとしてルーティン化したい．選択されるNSAIDsは抜髄の場合，必然的にピークに達する時間も半減期も短いものとなる．アセトアミノフェンで鎮痛と感作予防，そしてCOX-1,2阻害で疼痛酵素は完全に抑制，pre-emptive analgesiaとしての基本と思える（長谷川，2014[2])をもとに作成）

第4章

抜髄処置が慢性痛を引き起こさないために

本章の終わりに，抜髄処置のどの部分の何が歯性慢性痛につながるのかについて，顔面痛の問題は除き，歯内療法のみに焦点をあてて整理してみたい．

1　診断

感染源にばかり目を向ける診断学は，歯内療法学的診断としては不足している．感染性の急性歯髄炎あるいは慢性歯髄炎なのかのみならず，生理学的に発症する神経学的炎症についても検討しなければならない．

最も注意しなければならないのは，虚血性歯髄炎による自発痛である．この段階では，抜髄は禁忌といっても過言ではない．次に，微弱な外的刺激による歯痛を長期経過した後の急性歯髄炎，診断でいえば単に「急性漿液性歯髄炎」となるが，その経緯が重要である．また，歯周組織知覚との関連が深い場合は注意が必要であり，Deficiencyが疑われる場合が，それに属する．さらに要注意なのは，慢性歯髄炎の急性化による歯痛である．歯髄炎診断は，現症だけでは成立しない．十分な現病歴の把握が必須となる．

診断において，歯髄充血から急性一部性漿液性歯髄炎にはじまり，慢性壊疽性歯髄炎に至る各診断に，上記内容を加えてこそ，抜髄に関わる歯髄炎診断となる．しかも感染以外の視点ももって，この診断を理解してこそ，抜髄という処置が成立する．

2　処置

最も考えるべきは，処置中の根尖周囲組織に対する刺激である．根部歯髄除去時に，根尖周囲組織への影響が危惧される場合には，抜髄前完全除痛が必要条件となる．次に，完全除痛後の根部歯髄の除去方法，換言すれば歯周組織と歯髄組織をいかに侵襲刺激を与えずに切離するのかについて，常に最も有効な方法を術者として考え，努力する必要がある．根管形成はその次だ．

3　鎮痛

処置に際しては，先取り鎮痛の概念を忘れてはならない．もし痛みを生じるとするのならば，抜髄処置のどの部分がどの段階が，どのような痛み物質と関与するのかを考え，最も適切なタイミングで，分服であれ頓用であれ，先取り鎮痛を行うことを考える．

また，抜髄後の鎮痛を果たさなければならない．抜髄直後はCOX-1主体の痛みであるが，即座に解決しないとCOX-2の関わりを生じ，慢性痛の可能性も出現してくる．先取り鎮痛と処置直後痛の対応を考慮に入れた鎮痛薬の使い分けを，平素から整理しておくことが肝要である．

4 そもそも抜髄とは

　抜髄処置は知覚神経の求心路遮断である以上，末梢的そして中枢的に，歯周組織（歯槽骨，歯根膜）に必ず知覚閾値の低下をもたらす．歯痛は冷水痛，温水痛の段階から長期にわたる経過をもてば，末梢的にそして中枢的に感作を生じる可能性が高い．これらのことを考えると，抜髄後に知覚上の変化は必然的に生じる可能性があり，それらの問題を抱えてさえ，行わなければならないのが抜髄という処置であることを，患者に十分な説明を行うことが必要であろう．抜髄とはそれほど重大な処置であることを，いま一度確認していただきたい．

第4章

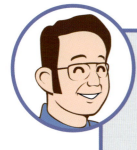

まとめ

　抜髄を無造作に行う危険，診断が曖昧なままでの抜髄の危険など，抜髄は非常に重大な問題を生む可能性がある．診断も処置も非常に困難な，神経そのものに対する手術であることを認識してほしい．抜髄は，処置そのものに中枢機構も巻き込んだ後遺障害を引き起こす可能性がある．痛みがあるから抜髄をする，クラックがあるから抜髄をする，逆に露髄したが出血がないから覆髄をする，抜髄はいつでもできるから歯髄保存に努める，歯髄処置はそんな姿勢で臨むべきではない．

　歯科治療にはとにかく診断がない．種々の理論背景をもとに，それなりに診断学は進歩を遂げてはいる．しかし，診断学の発展をよそに歯髄診断は，間違いなく一般臨床の場では形骸化しているといわざるをえない．視診が診断の多くの位置を占めた結果，診断と治療の関係が乖離し，種々の診断名の疾患に対して，治療方法はほぼ同じ手技で進められるようになった．

　診断とは，処置をするしないのためのものではなく，どのように処置を進めるかのものである．そして手技はその得られた診断に応じた方法で遂行されなければならない．痛みの観点から抜髄というもの，そして抜髄処置というものを考えてきた．

　最近の抜髄処置に関する情報はインスツルメンテーションのことが多く，かつ論じられる抜髄処置の内容はほとんど抜髄後処置のことばかりである．抜髄とは根管壁を削合することではなく，神経組織を切断する手術手技を指すことを再確認してほしい．

文献

1) 寺野竹彦ほか．根管の器械的拡大形成に関する研究（第10報）根尖孔破壊時のバックアッププレパレーションについて（樋状歯根における検討）．日歯保存誌．1993；36(5)：1418-1423.
2) 長谷川誠実．抜髄処置に対する薬剤による疼痛抑制．日本歯科評論．2014；74(10)：85-102.
3) 長谷川誠実ほか．抜髄後の疼痛に対するロキソプロフェンの投与法の検討．岐歯学誌．2005；31(2)：96-100.
4) 長谷川誠実．歯髄刺激は中枢感作を招来する．第36回日本歯内療法学会学術大会抄録集．2015；44.

第 5 章

感染根管治療はエンド由来歯痛を招来するのか

ここに注目！

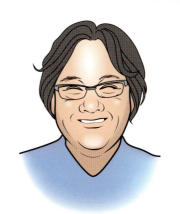

　多くの先生方にとって，日常臨床の根管治療のなかで90％以上は感染根管処置だと思います．そして感染根管の多くは，既根管処置歯です．つまり，これは前医が行った治療のやり直しということになります．根尖病変が認められるケースはもちろんですが，根管充填のクオリティーが低く，根管内に死腔がある場合などでは再根管治療を行います．

　しかし日々根管治療を行っていると，根管内に多くの偶発事故を伴った症例に遭遇することも多く，それらをすべて解決できない場合も少なからずあります．そのような症例のなかには，そのことに起因した慢性痛が生じている場合もあり，まさに"エンド由来歯痛"が生み出されていることもあります．その場合，その歯が抜髄処置に至った過去の治療から現在に至るまでの経緯を十分診査し，また現在の根管内にあるあらゆる問題点を抽出したうえで，その原因を探求する必要があります．つまり，主訴が痛みの感染根管には，現症だけではなく既往歴，すなわち今までなされた治療の歴史が重要な診断基準として欠かすことができません．

　この章では，感染根管治療に伴う"エンド由来歯痛"について解説したいと思います．

第5章

感染根管治療で経験する慢性痛

　感染根管治療の本質のなかに，慢性歯痛を生み出す要素はない．基本に則った感染根管治療により，慢性歯痛を生じることはないといえる（図1）．

　では，感染根管治療による慢性歯痛とは，何を意味するのであろう．

　感染根管治療で生じる「エンド由来歯痛」は，処置の良し悪しを論ずるまでもなく，端的に失敗であるといえる．もしくは，感染根管治療により，歯痛に対して除痛を果たせなかったことを意味する．すなわち，「失敗」か「力が及ばなかった」ということに尽きる．このことはどういうことなのか，まずは症例を2つ紹介する．

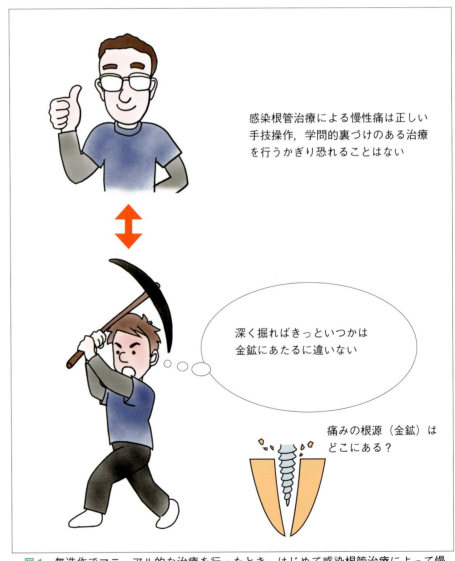

図1　無造作でマニュアル的な治療を行ったとき，はじめて感染根管治療によって慢性痛が引き起こされる

症例 1

患者は72歳の女性．根管治療後の自発痛，および当該歯の抜歯後も自覚する自発痛を主訴にした症例である．

前医では，2| の根尖部に腫脹が見られ，X線的に根尖病変が認められたため，根管治療を開始した．処置は順調に進んだが，根管充填時に軽度の痛みを認め，その後は自発痛が持続した．自発痛は鎮痛薬（ロキソニン）を服用することで消退し，時間が経てば再び出現し，そして鎮痛薬服用で軽快するということを繰り返していた．ある日，朝から軽度の自発痛を生じはじめ，その夜にはかなり強くなり，鎮痛薬を服用するも少し楽になる程度であった．翌日に主治医のもとを訪れたところ，抗菌薬と鎮痛薬の投与を受けたが効果がない．根管を開放したり，種々の貼薬を試みたり，あの手この手を尽くしたものの，最終的に抜歯に至った（1-1）．このことは短期間の出来事のようであるが，実はその間に1年が経過していた．抜歯後も当該歯の部位の自発痛は全く解消されず，その後，紹介を受けた市立病院歯科口腔外科でレーザー治療を続けるが，まったく変化を認めない．痛みは激痛ではなく，痛いな，という感じが時折強弱を示しながら持続している．

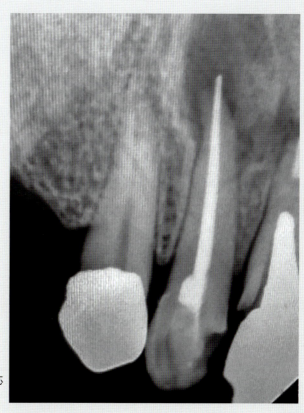

1-1 抜歯前のデンタルX線写真
これで痛みが出現した．さあ治療の適応は抜歯？ 結局，痛みは消えずに残った

第5章

　歯内療法学的に，大いに問題のある経過をたどってはいるが，もはや歯が存在しない以上，歯内療法処置を行いようもない．歯のない部位の痛みに歯科医師が関与するのは非常に困難なこととして，そのままペインクリニックを紹介し，当日から星状神経節ブロックを施行してもらった．「歯痛」(歯はないが) はほどなく改善したが，痛みはすぐに揺り戻しのように出現し，その都度ブロックを行うという処置を50回以上も繰り返している．非定型性歯痛(持続性特発性歯痛) の素因のある状態で，感染根管治療を失敗したことにより，歯痛としての表現の場を与え，それが固定化したものと考えられる．

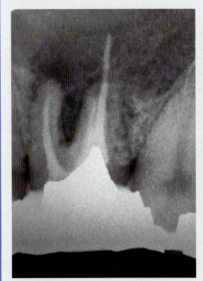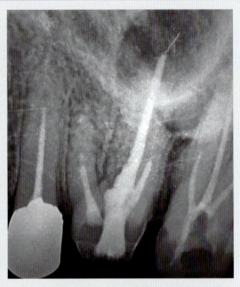

参考症例：ガッタパーチャが出ようと，Kファイルが出ようと，根尖破壊にはちがいない．この根管充填の状態で補綴を進めるのは，いかがなものか．とにかく，根尖孔は大切にしたい．そして歯内療法は，あくまで歯の内の療法である．根尖孔を越えた部分は骨組織であって，そこに存在する人造物はすべて異物である．すなわち歯の外に歯内療法材料が存在することは，すべて失敗と考えてほしい

症例 2

患者は42歳の女性．7|の自発痛を主訴に来院．

当該歯に3年前，自発痛を生じ，神経が化膿しているとの説明により，抜髄処置を受けた．しかし，自発痛は改善せず，その後も歯痛が持続した．そこで，根管治療を受けるが，痛みはより強くなり，日常生活にも支障をきたすようになった．主治医は，別の歯科医院を紹介した．そこでもどのような治療目標をもったものかは不明であるが，根管治療を行い，結局治療効果を得られず，頰側根の抜根術を施行する．それでも痛みは解決せず，患者としては日常生活もままならず，かなり精神的に追いつめられるようになり，さらに深刻な舌痛まで出現し，その時点で治療相談を受けることになった（2-1）．

その治療過程で，歯内療法を専門とする主治医も得ている．しかし，痛みが取れないとき，専門的に行う歯内療法とは，どういうものなのであろう．まさか，顕微鏡をみながら感染源を探し，根管壁をひたすら削合するのではないことを信じたい．どこまで根管壁を削れば痛みが取れるというのだろうか．一体どういう処置であったかは，歯根が存在しないのでわからない．そして歯根を除去することで，痛みの何を除去することができると考えたのか，その根拠が知りたい．これはおそらく，抜髄にさかのぼり，診断の不備があったような気がする．

結局，薬物療法で疼痛をコントロールした後，舌痛への対処として星状神経節ブロックを施行したところ，歯痛も軽減した．日常を取り戻したからよかったものの，抜根を行い，もし歯痛が残った場合，どうすればよかったのか．抜歯や抜根は十分な診断のもとに行うものであり，痛みが取れないから行うものではない．

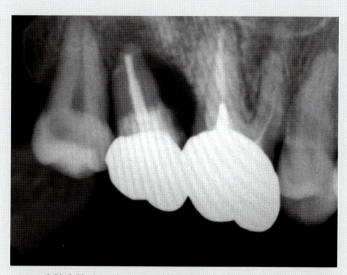

2-1 当院来院時のデンタルX線写真
現段階では，すでに保存できる状態ではない．ここまで支持骨を失ってまだなお痛むということは，顔面痛の関連痛のターゲットとなっていることしか考えられない．感染根管治療の対象とはいいがたい

第5章

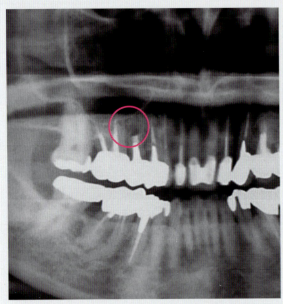
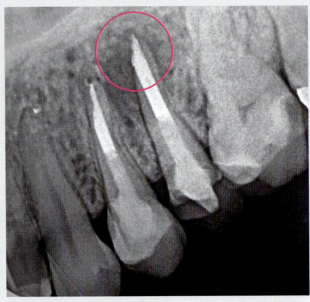

参考症例：5⎤，⎣5 の両者とも持続する自発痛症例である．そして両者とも歯根端切除術を受けたが，現在も痛みは解消していない．痛みが取れない場合，根尖部を切除したら治るなどという理論が，歯内療法にあっただろうか．感染源神話に偏った歯内療法は，生理学をみない．痛みが取れないので歯根端切除術を受けた症例と日常的に遭遇する

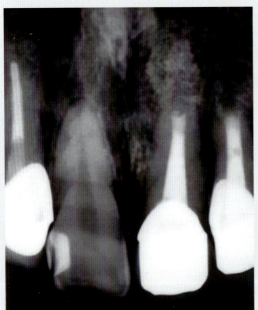
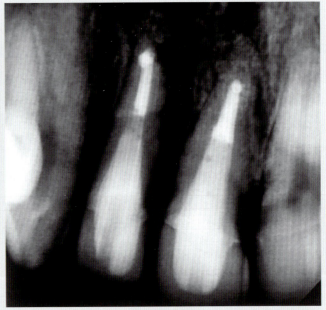

これらも抜髄後に歯痛が残り，歯根端切除を行った症例である．それぞれ痛みは改善せず，慢性的歯痛とともに口唇のしびれ感まで生じている．今では情動応答も強く，感情失禁も認められる．ペインクリニックの専門医と相談の結果，診断は抜髄および歯根端切除の手術処置に起因した．三叉神経障害となった．歯根尖の切除は，破壊された根尖を除去し，健全歯質のみとすることが目的であって，少なくとも痛み治療としての適応は存在するのであろうか

現在の歯内療法における問題点を再確認する

この2つの症例に関して，考えてみよう．

症例1は，まさに象徴的である．根管充填時のデンタルX線写真をみて，何も感じない歯科医師は存在しないだろう．感染根管治療時の慢性痛は，すべて判で押したように，根尖破壊であれ，パーフォレーションであれ，人為的な器質障害が存在する．

根管治療に直接の関係はないが，巨大なメタルコアやスクリューポストなども，その原因となる場合が多い．これは，巨大なコアは出血などを伴っていなくても，根管壁に大きな損傷を与えているということを意味しているのではないだろうか．象牙質は細管構造なので，象牙質が薄くなれば不顕性のパーフォレーションと大同小異である．補綴分野も，根管内に負担をかけない築造方法を考えるべきときがきている．コア材料がグラスファイバーになったところで，失われた歯質が元に戻りはしない．すなわち症例1は，歯内療法における失敗が生み出した慢性痛を示す．そして抜歯後も痛みが残った．これは一種の"幻歯痛"となるのであろう．器質障害，すなわち歯質の必要以上の損失は，まぎれもなく失敗なのである．

また，すでに述べたが，問題は昨今の根管治療の趨勢での，根管の器械による拡大である．削除した象牙質のなかで，健全象牙質の占める量と感染象牙質の占める量と，どちらが多いだろうか．本来，感染源除去のためのDebridementとしての機械的拡大では，健全象牙質の削除は必要最小限でなければならない．ところが，ロータリーインスツルメントを用いた機械的拡大においては，わずかな感染源除去のために多大な健全歯質が削除されているというのが現実である．歯内療法に関しては，まさにMaximum interventionである．この健全象牙質喪失に対する無頓着が，感染根管治療時の慢性痛の元凶の一つとしてあげられるのである．繰り返し主張したい．現代の根管治療は，根管壁を不必要に削りすぎる．脳外科で有名な福島孝徳先生が，手術において「血一滴は金一グラム」としばしばおっしゃる．われわれ歯内療法医にとっては，「象牙質一カケラは金一グラム」なのである．

症例2は，現在の歯内療法の専門的技量の内容が，診断ではなく根管の削合能力に重きを置かれていることに原因がある．根管の削合を伴わない再治療はない．根管治療は再治療を繰り返すほど，根管にダメージを与える．根管壁の削除ですべての歯痛が対処できるという概

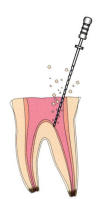

Maximum intervention

第5章

念が不思議である．"歯内療法＝感染源除去"は，あまりに短絡的発想である．歯痛という主訴に対して，ひたすら根管壁を削除し，挙句それで痛みが治まらないとなれば歯根端切除．細菌感染がこの歯痛の原因とするのなら，この大きな根管壁の削除と根尖の切除には意味があるであろう．しかし，感染による痛みには，感染としての特徴が認められるはずである．痛みイコール感染でない場合の専門的歯内療法を考えなければならない．すなわち，症例2は歯内療法処置により治療を果たせなかった例となる．すなわち，力が及ばなかった症例である．

とにかく，部位，状態，痛みの経緯から，根管治療として一体どのような診断によりこの方法を選択したのか，いささか疑問である．しばしば紹介状のなかに「歯痛がとれず，再根治としましたが」の文言が認められるが，どのような診断で，歯痛の何に対処するべく，そしてどのような目標で，どのような根管治療が行われたのか，全く不明である．再根管治療に入る前に，難治性歯痛の歯痛治療においては，その歯が抜髄に至った経緯・原因を，抜髄時にさかのぼって，抜髄を施した術者よりも綿密に診断し直すことが何より優先されるのである．これは，なかなか至難のわざで，まさに脳内でタイムスリップして歯髄診断をするわけである．ただし，この推測なしに難治性歯痛の再根管治療はありえないということを主張したい．Kファイルを手にするのは，それからである．

少々くどいが，歯内療法は診断学であって，決して削り方教室ではないということを，ここでもあらためて断言したいと思う．顕微鏡を使い，CTを駆使して，種々の材料を用いて治療する歯内療法だけでは，ものの取り扱いにすぎない．それを「専門」として位置づけるところに，現在の歯内療法の誤りがある．これでは物理学的な歯科学の枠を超えることはない．専門としての存在理由は，決して削りにくい部分を削り，詰めにくいところに詰めることだけであってはならない．感染による痛みなのか，生体機能としての痛みなのかを，まず診断する．そして感染が原因となれば，本当の感染源のみを見極める．そして感染にその原因を見出せないとすれば，そのほかに歯痛の原因を判断し，適切な治療法を選択する．生物学としての歯内療法は，あくまで診断にこそ，その意義がある．歯内療法は，もし痛みということも考えるならば，感染以外の歯内療法的疾患もあることを知り，「感染源の除去」の呪縛から逃れなければならない．かつて生物学的に歯痛を考えようと講演を行ったときにも，CT像がないかという質問があり，困惑したことがある．もちろん紳士的に返答はしたが，やはりこの呪縛は根が深いと考えた次第である．

ここで，段落を替えて断言する．

感染根管治療による慢性痛は，
失敗を除けばありえない．

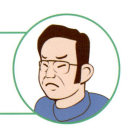

では，視点を変えて慢性痛治療としての感染根管治療について，話を進めてみたいと思う．症例を提示し，慢性痛治療としての歯内療法に関して語ることとする．

症例3

患者は50歳の女性．何年にもわたる歯痛の持続を主訴に来院した．

4年前に，|5 が冷温ともにしみる症状を呈した．近くの歯科医院を受診し，むし歯は認めないとのことで，歯の外に薬を塗って歯髄の鎮静を図るとの説明を受けるが（知覚過敏処置？），しみる症状ははじまらず，初診から10日後に抜髄処置を受けた．その後，2日間ほどは楽になったが，ほどなく温冷ともにしみはじめ，やがては自発痛に発展した．

一日中痛みを自覚し，仕事にも集中できなくなったので困り果て，抜髄処置を受けた歯科医院を受診する．その歯科医院では，神経が残っているのかもしれないということで，再度根管治療を受けたが，しみる症状や自発痛は全く去らない．その後，その歯科医院から大学病院を紹介され治療を受けたが，症状に変化がなかった．

さらに大学病院の示唆により，歯内療法専門医のもとで再度根管治療を受けた．その時点で，当該歯の歯痛は抜髄から1年が経過していた．そこでは根管内の細菌をサンプリングして，「この菌の存在が痛みの原因」と顕微鏡で撮影した動画をみせられ（内容はよくわからなかったそうである），その除菌治療を受けたとのことである．しかし，自発痛はより強くなった．そこで，さらに根尖孔の外に菌の集落（主治医はバイオフィルムを意図して表現したものと推測する）が存在するので，もはや根尖部がバイ菌の住みかになっているから除去しなければならないといわれた．その際，糖尿病の人の足先が壊死してしまい，感染を拡大させないために切断することを例にあげて，説明を受けたそうである．処置は主治医に任せたが，結局，歯痛は解決することはなかった．

主治医は「この痛みは歯内療法領域に原因がないので，もはや歯内療法専門医では解決しない」と結論づけて，もとの歯科医院に戻された．そして抜髄から4年後，患者は当院を訪れた（3-1）．

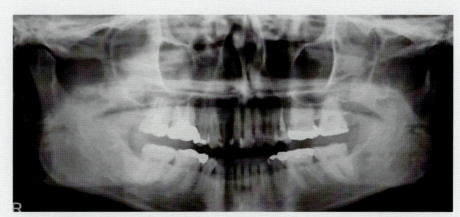

3-1 当院来院時のパノラマX線写真
麻酔を使って手術を受けた記憶があるとのことであったが，X線上は外科的処置の痕跡は認められない．患者の誤認か，あるいは歯根端切除術ではなく，人工瘻孔処置であろうか

第5章

問診から情報を得る

　症例3の場合，最も重要な診断のポイントは，4年前の歯髄診断と歯痛以外の随伴する症状の推測である．この推測による診断が，現在目の前にある歯痛の治療方法を定めていくことになる．ここで語られている歯内療法の概念の狭さが問題である．現病歴のなかで大学病院，歯内療法を専門とする歯科医師（日本歯内療法学会認定および日本歯科保存学会の専門医ではない．ホームページなどでよくみかける「専門」の意味）の医院を経ているものの，歯内療法の痛みを判断するのは「細菌学」だけなのか．一般的にみても，歯内療法を行うときにはいつも「感染」の単語が出ているような感じがする．少なくとも本症例において，問診はほとんど活きておらず，問診からはむしろ「生理学」を主として必要な情報を得られたはずである．では，解説してみよう．

　基本としては，う蝕や亀裂はなく，熱いもの，冷たいものにしみるということで，抜髄に至った歯髄炎は，まず虚血性歯髄炎による抜髄処置であった可能性が推測される．もし，そうであったなら，虚血性歯髄炎のピークでの抜髄の問題については，すでに第4章で述べた．ただ，この推論に疑義をはさまれる方もおられるかもしれないが，こういった症例は本当に多い．これはまさに学会認定歯内療法専門医の先生から相談を受ける「やるべきでなかったかもしれない抜髄」の筆頭格である．そして，問診により抜髄に至った疾患について聞いてみる．その結果，明確なう蝕の自覚はなかったこと，最終的にどの歯が痛いのか正確に答えられなかったこと，そして主治医にその旨を聞くとエナメル質の亀裂からの感染として抜髄に至ったとの説明があった．私の講演の際も，エナメル質のクラックからの感染ではないか，という質問をよく受けるが，やはり物理的・細菌学的歯内療法は根強い．成人の歯にエナメル質クラックといい出せば，どの歯にも無数にある．それにもしそうなら，なぜ抜髄で歯痛が解決しなかったのか，逆に問いたい．とにかく，歯内療法は感染に拘泥しすぎる．

　さらに，抜髄時の麻酔は痛かったか，歯が痛いときに頭痛を伴ったか，もし伴ったならば，

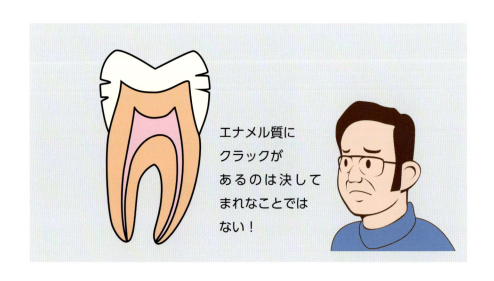

どの部位にどのように生じたか，可能なかぎり問診を繰り返して，聞き出していくのである．問診は広く聴取し，歯痛以外の日常生活の困りごとや，最近遭遇した問題など，種々可能なかぎりの情報を得ることに終始する．あわせて，現症としての問診や疼痛範囲の特定を進め，口腔周囲筋の圧痛や硬結などを触診していく．それらを総合すると，痛み治療の3原則，① 患者の痛みを信じること，② 患者の痛みを理解すること，③ 患者と痛みについて語りあうこと，にたどり着くのである．

その結果，重要な要素として以前に顔面部のヘルペスに罹患し，ヘルペス後神経痛の治療も受けていたこと，歯痛と同側の側頭部に，しばしば痛みを自覚しては鎮痛薬を飲んでいたこと，歯痛を自覚する歯の特定に，術者が難渋していたことなど，次から次へと患者から重要なポイントを聞き出すことができた．さらに，抜髄の麻酔時に激しい痛みを伴ったことも，患者は覚えていた．これだけの条件が揃えば，歯痛の予測診断の一部は完了といっても過言ではない．

はじめに推測を立て，次にニュートラルな概念で一般的疼痛の問診を行い，推測と照らしあわせて要点を絞り，抜髄を受けた時点での歯痛の状態を推理する．その結果から，これから行う感染根管治療（有髄歯の「抜髄」に対応する治療名が，既根管治療歯では「感染根管治療」というのが，いかに歯内療法が細菌学のみに偏在し，生理学に目を向けていないかがよくわかる）の治療目標と手技の選択を行う．

これが，感染根管治療における歯痛の問診である．感染による痛みは臨床家ならだれも迷うことはないわけで，感染では考えられない感染根管の歯痛に対する問診こそ，診断学の神髄といえよう．

歯は感覚器なのである．

症例3に関しては，まず抜髄後の歯痛の原因として「残髄の痛み」は，はたして当該患者の訴える歯痛の診断として妥当であったのか．その後の歯内療法でも，細菌学的検査がどのように歯痛と関与しているのか，その判断基準は不明だ．そして歯内療法領域の痛みではない，という結論の診断基準にも興味がある．そして，その結論を出すための長きにわたった歯内療法の診断と目標の論拠も，ぜひとも知りたいところである．

第5章

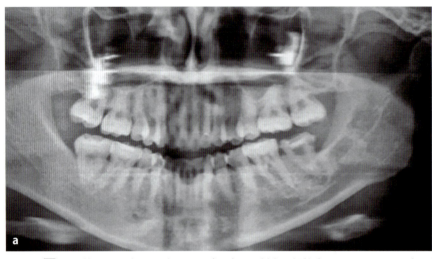
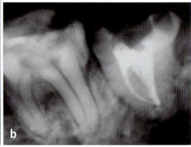

図2 ⌐7 は，抜髄後に痛みを訴えるたびに咬頭の削合や根管内でのファイリングを受けていた（a）．対合歯は挺出し，咬合接触を有している．抜髄後の度重なる根管治療のため，根尖病変ができてしまっている．顎関節症としての顔面痛が出現し，痛み表現に利用された ⌐7 に関連痛を生じたのであろう．「根管の複雑さが痛みの原因」との説明を受けていたが，当院における根管治療後のデンタルX線写真では，根管は別に複雑でも何でもない（b）

　類似症例としてもう一例提示する（図2）．この症例も患者の言葉によると，なぜ抜髄処置に至ったか不明とのことである．詰め物が外れて痛みを自覚して受診し，チェアを起こされてから「神経を取りました」といわれて驚いたそうで，それでも痛みがなくなればよかったのであるが，⌐7 の痛みは抜髄後も続いた．その後，別の歯内療法専門医での治療を受けたとき，「根尖部の細菌の存在が問題であり，根管の複雑さが痛みの原因」との説明を受けた．そしてここでも，「見逃されている根管の歯髄が痛みの原因である」といわれたそうである．何か説明に矛盾を感じる．ちなみに根尖部には慢性根尖性肉芽性歯周炎と考えられる病変を認める．どんな歯髄が痛みを生んでいたのであろうか．

　さて，これだけの根尖病変を有している歯に対して，見逃した根管内に残存した歯髄の感染を痛みの原因とすることは，果たして妥当な診断だろうか．この症例も齲蝕のない歯（患者申告による）の痛みを訴えたため抜髄処置を受け，その後も痛みが消えず受診を続けたとのことである．ここでも虚血性歯髄炎で抜髄し，歯痛の救急受診ごとに根管内をインスツルメンテーション，そしてその結果生じた根尖部の器質障害により根尖病変を有する．つまり非歯原性歯痛の関連痛として，「エンド由来歯痛」が完成したように考えられる．細菌学からしか疾患をみない歯内療法は，こうした「エンド由来歯痛」を次々とつくりあげていくのである．

後医は名医たらん

1 後医の立場は強い

　古くから語られる，セカンドオピニオンの一面を表した名言である．

　後医には，前医の苦労と汗がつくりあげた病状の経過というものがある．多くの成功と失敗の記録をもってやって来る患者は，いうなれば病状情報の宝庫でもある．私自身，30年以上の長きにわたり大学病院にいたが，大学病院における紹介患者のみを診察する立場は，いつも強かった．その立場にあぐらをかき，したり顔でセカンドオピニオンを述べることに抵抗はあったし，正直つらかった．それゆえセカンドオピニオンは，ファーストとセカンドと患者の三者で行うべきであると主張し，学生相手の講義でも力説していた．もしこの患者をはじめて自分が診察していたら，一体どういう診断を立て，どういう治療をしていただろうか，という思いは，絶対忘れないでいようと考えていた．

　話が少しそれてしまったが，要するに，先に述べた問診の要点プロセスをすでにファーストの歯科医師が悪戦苦闘して情報として与えてくれているから，セカンドオピニオンの後医は診断を立てやすい，ということに行き着く．本質的に正しい診断学に則った正しい治療手順を踏むかぎり，感染根管治療によって慢性痛を引き出すことはない．慢性痛として出会う感染根管治療は，自業自得な失敗かセカンドとしての立場かのいずれかであることから，ただひたすら失敗のカバーに尽力するのみである．すなわち，慢性痛における感染根管治療を行う立場は，ほとんどの場合「後医」ということになる．したがって，ただ単に再根管治療を行えばよく，原因の把握と診断を立て，後は自信をもって，歯内療法を行えばよい．ただし，意味なく再根管治療をすることは避け，何をどうしようという目標だけは，確実にもっておくべきである．

2 「後医」となったときの注意

　一つ，戒めとして意識に入れておいてほしいことがある．それは慢性痛患者は必ず治療過程に痛みの繰り返しを生じる．その場合，負の情動が強く働き，次回までの予約が待てず，

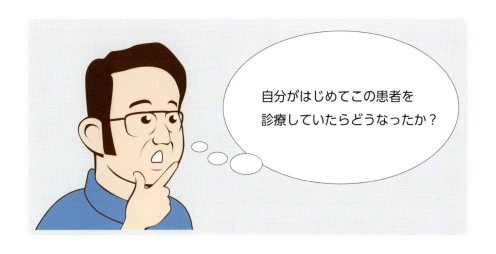

救急受診を重ね，そして挙句にドクターショッピングに走る．その際，たどり着いた「後医」は，その立場の強さからさまざまな耳触りのよい話を患者にする．しかし，それは大いなる誤りで，患者がセカンドオピニオンに訪れたときには必ず前医の立場に立ち，そして正確な確信をもてる情報だけを伝えるように心がけることを忘れてはならない．「ここへ来てよかったよ」的な心地よい話ばかりをすると，慢性痛治療が終焉を迎えるときには思わぬトラブルへ結びつく．そして何より，過去への固執ほど慢性痛治療の弊害となるものはない．前医の批判あるいは批評は，患者に過去への執着と後悔を与えることになるのである．とにかく主治医になる意志がないのなら，必要なこと以外，何も語るべきではない．そして中途半端な知識での説明は，するべきではない．

3　抜髄処置後の慢性痛患者にとっての「後医」

　抜髄処置後の慢性痛の多くは，抜髄時の誤った診断と治療手技による「エンド由来歯痛」や，その後の補綴の際の無造作で暴力的処置が生み出した疾患である．それらを是正するためにも，歯内療法の治療効果は大きい．慢性の顔面痛の診断能力と根管に対する常識的な治療知識と治療能力によって，後医という絶対的優位性を後ろ盾に，慢性痛と闘えばよい．この観点から，本章でこれまで提示した症例をもう一度見直していただけたら，感染根管治療における慢性痛がみえてくると思う．

　正確な診断に行き着くためには，はじめに慢性顔面痛と歯性慢性歯痛の関連に対する知識を，整理してもつことが必要である．そして，CTやマイクロスコープでは感染源はみえても神経の活動はみえない．すなわち，歯痛や顔面痛はいくら拡大してもみえないこと，慢性痛にとって感染源の対処こそが歯内療法という固定観念が通用しないことを，肝に銘じてほしい．歯内療法は，みて，そして触る治療学から脱却し，考えて，そしてみる治療学への本質の回帰が，何より必要であると考えている．なぜなら，CTやマイクロスコープによって，「エンド由来歯痛」の原因はみえる．しかし，原因はみえても，原因が痛みとなる過程は考えに考えて，そしてみて推測するしか方策はない．その推測の基準は，徹底的に基本的治療手技を鍛錬し，さまざまな治療局面における本質とのズレを認識する能力が要求される．第2章でも述べたが，歯性慢性歯痛の根管治療は，根尖側基準点（点ではないが）の把握から根管のDebridementに至るまで，熟練が頼りとなる治療学であることを，そしてそのマニュアル的基本手技に熟練の感覚を加えた人を専門医と呼ぶことを，あらためて主張する．今や歯内療法が記事になるとき，CT，マイクロスコープ，MTA，NiTiファイルが主役である．しかし，そこに形骸化していない本当の診断学を加えてしかるべきと考えている．

4　それでも感染根管治療が慢性歯痛を生み出す場合

　失敗はしていない．しかし術者が知らないうちに失敗に近づき，そして慢性痛を生み出していることがある．そのことを，感染根管治療における慢性痛の項目としてあげてみたい．

　次の症例をみていただきたい．

症例4

患者は48歳の女性．6⏌の感染根管治療後に生じた持続性の自発痛を主訴に来院した（4-1～4-3）．

6⏌の根尖相当部が腫脹したことから，その歯のレジンを除去し，髄腔開拡を行い，感染根管治療を開始した．それ以来，処置前まで歯痛としては認めなかったものが，10日経過後より自発痛を生じるようになった．痛みはたえず自覚されるが，特に夕食後が強く，その際は同側の頰から側頭部，さらには前額部にまで自発痛が広がり，日常生活にも支障をきたすようになった．痛みが強く認められるときは，鎮痛薬も効果を示さない．

この歯の根管充塡はオーバーしている．ということは，オーバーインスツルメンテーションを生じていることとなる．咬合面は削合されていたが，前医に質問したところ，根管治療時の咬頭は，常に咬合接触しないように削合しているとのことであった．この歯は打診痛を認めたが，その他の所見に特記事項はなかった．この患者は開咬により，左右の第一第二小

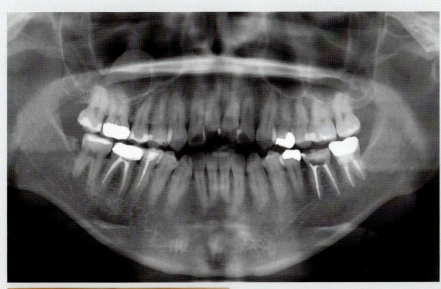
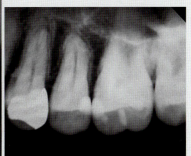
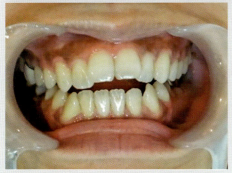

4-1～4-3　当院初診時のパノラマおよびデンタルX線写真，口腔内写真
　右側の上顎洞の不透過像，シュナイダー膜の肥厚がパノラマX線写真で確認できる．すなわち，強いクレンチングを裏づけている．ほかにも6⏌に著しい歯髄腔の狭窄，前歯部の開咬も確認された．このことは，特定の歯のみでの強い咬合を示す．大臼歯しか咬合していない口腔内で，大臼歯部の咬頭を削除したら，この患者の咬合はどうなるか

臼歯が咬合接触していない．左側第一大臼歯の咬頭を削合すると，左側は第二大臼歯のみでの咬合となってしまう．どうやら，本症例は，感染根管治療を施す際の咬頭削合が原因で，咬合状態に変化を生じ，本在的にもっていた顔面痛（後に大学病院の疼痛制御科において筋・筋膜痛との診断がついている）の急性化，増悪化したものと推察される．そして顔面痛が歯性の慢性痛に関連痛を生じたものと考えられる．

　たしかに，歯内療法中の偶発症で最も困りものは，歯牙破折である．治療が進む最中に歯冠が真っ二つという経験は，誰しもが通る道であるのかもしれない．それを恐れ，咬頭を削合するケースは少なからずあり，また，破折を避けるためにあらゆる歯内療法歯の咬頭は削除するべきであるとした成書もみた記憶がある．

　このことに正解を得ることは，なかなか難しいことではあるが，クレンチングは１歯でも咬合接触を甘くすれば，容易に作りあげることができる．自分でも経験したが，１歯だけ低位な補綴物が入ったとき，患者は苦痛で補綴をやり直すまでひたすら嚙みしめ続ける．咬頭削合し，歯内療法中の歯牙破折を防止することも理解できないことではないが，もし，歯内療法処置のために咬頭削合を行い，その結果，顔面痛が急性化すれば，それも「エンド由来歯痛」といえよう．ちなみに私はこのような場合，毎回削合することを覚悟で，コンポジットレジンを用いた二重仮封を行っている（慢性痛との戦いは，赤字との戦いも含む）．

　上顎洞のシュナイダー膜の肥厚をみれば，いかにこの患者が激しいクレンチングをしていたかがわかる．顔面痛の急性化を生じた場合は，たとえ歯痛の訴えが強くても，診断は決して困難ではない．ただ，患者にとっては歯の治療をしてから痛くなったとの感は否めない．顔面痛のターゲットとなった「エンド由来歯痛」の根源である根尖部の破壊は，治療しなければならない．すなわち，根尖部治癒のためにも，再根管治療を必要とする．次いで，歯痛という関連痛のもとである顔面痛も解決しなければならない．この部分は患者には非常に理解しにくい内容が多くあるので，十分に経過と診断を説明し，すみやかに顔面痛の対応を進めていく．本症例も，その手続きを踏み，当時勤務していた大学病院のペインクリニックにて対応を進めて，私は歯内療法に専念した．

不測の事態が感染根管治療と慢性痛を関連づける

　感染根管治療の多くは，歯内療法の再治療であるために，根尖側基準点の設定が難しい．また，根尖部のDebridementを必要以上に追及する傾向がある．

　根尖部に機械的拡大の既往があれば，手指感覚の技術のない者は電気的根管長測定器に頼るわけであるが，それも曖昧になりがちである．そのため，測定時に根尖周囲組織を刺激することになる．根尖性肉芽性歯周炎では，セメント質の多くは吸収を受けているわけであり，セメント質のない根尖側基準点を電気的根管長測定すれば，きわめて測定値が不安定となり，オーバーインスツルメンテーションを生じやすい．そして，そのまま機械的拡大を行えば，根尖部歯質の破壊はほぼ確実に生じる．その瞬間，かぎりなく失敗な状態となり，感染根管治療と慢性痛の間に関係ができる．

　また，多くの症例では補綴処置が施されており，補綴物の除去は咬合の喪失につながり，咬合高径の極度の低下は顎関節症関連の顔面痛を招来し，ここで顔面痛の痛み表現のターゲットとなる歯があれば，非歯原性歯痛が発症する．

　メタルコアの形成自体，歯内療法を専門とする者にとって信じられないほどの根管壁の削除量であり，さらにメタルコアの除去が必要となれば，その除去時に失う歯質もかなりな量である．ひたすら歯質を失う歯科治療，これだけ科学が進歩した現代にあって，補綴処置に伴う根管の削合に関しては，何も変わらない．どうか，根管に維持を求めない歯冠補綴の術式を考え出してほしいものである．少なくとも根管の再治療の可能性は，どのような場合でも考えられる事態である以上，歯質の犠牲なく除去する方法は，歯内療法学からだけではなく補綴学の方面からも考えていく必要があるであろう．歯質を失うことが歯にとって，そし

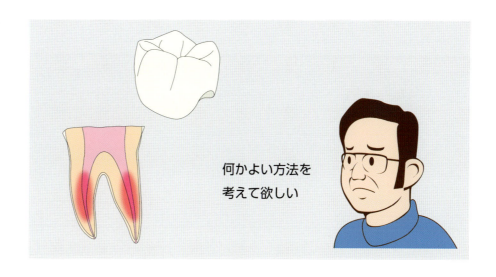

第5章

て慢性痛にとって，どれほど大きな影響をもつものなのか想像してみてほしい．あらゆる治療学において，健全歯質を失わない方法を考えなくてはならない．根管壁が薄くなるということは，歯内療法学的には失敗にかぎりなく近づくことを意味する．

感染根管治療は，マニュアル的治療手技の通用しない治療学であること，感染源の除去は最終的には五感を総動員した治療学であること，そして感染根管治療におけるマニュアル的手法による器質障害は，そのまま慢性痛の原因になりうるということを伝えたい．さらに，再治療時の難所である補綴物の除去も，慢性痛の原因となる可能性があることから，原因とならないような除去方法が必要なことを知ってほしい．

根管の削合方法や根管充填後のX線写真で白く埋まっていることにのみ気を配るのをやめ，歯内療法は診断学と治療学に立ち返ってほしい．それが感染根管治療による慢性痛の回避に直結すると考える．何より歯内療法において治療後の生理学的機能も見据えた診断は，最高のパフォーマンスだと思う．

さらに，最近の趨勢としてあげられるMTAによる根管充填やファイバーコアなどであるが，これらの出現により，多くの難症例は救われたかもしれない．しかしその一方で，不測の事態に鑑み，再度の適切な感染根管治療が困難となる時代が到来していることも指摘したい．慢性痛の多くの症例では，根管内の確認を行いたいわけであるが，MTAやファイバーコアが存在すれば，その時点で慢性歯痛治療としての歯内療法はあきらめざるをえない．

これらは組織の治療を目指した高度な治療学の部分に入るのであろうが，細菌学的側面からは大きな意義もあるものの，一方，生体機能の側面からは，残念ながら再考を要するといわざるをえない．歯内療法の専門分化のなか，削合する歯質量が多くなったこと，根尖孔外に充填材（剤）の溢出を問題視しなくなったこと（根尖孔外への溢出は，"出すことの問題"と"出たものの問題"がある．たとえ出たものが吸収や排出され，消失するとしても，出したという組織への負担は決して消えはしない），そして再治療困難な治療材料が出現してきたこと，これらは歯痛学の観点からは，再考を望むところである．それに対し，外科処置すればよいではないか，という意見もあるかもしれない．いや，慢性歯痛に外科処置を施せば，もうどうしようもない．歯根端切除は痛み解決の治療法ではない．そして歯にとって究極の外科処置である抜歯後においても，慢性痛は残ってしまうのだ．最後に，そのような症例をみていきたい．

症例 5

患者は57歳の女性．「7 の持続する歯痛を主訴に来院した．当該歯はう蝕ではないが，歯痛を主訴に歯科受診した．抜髄処置を受けるが痛みが続き，感染根管治療として続く治療を受け，さらに他院紹介で感染根管治療という定番のコースをたどっている．歯痛と顔面痛の診査事項は典型的なもので割愛するが，歯性の慢性痛と筋・筋膜痛の併存（ペインクリニックにて診断がついている），それによる歯痛の増強が疑われた．本症例の現病歴はともかく，臨床診査により，この歯には明確な打診痛も認められた．ここで破壊根尖の保護目的とした感染根管治療を施したいところであるが，根管内にはMTAが充填されていた．たしかに，根尖部の病変はないのだが，根尖破壊に対するMTA根充は治療の選択肢として正しいことになるのか．しかし，「感染がない＝根尖病変がない」は成立しても，「根尖病変がない＝痛みがない」は成立しない．

破壊された根尖部にMTAを充填するとき，根尖孔外に溢出した部分は根尖周囲組織に対して高い組織親和性により，不利に働くことはないとされている．しかし，根尖周囲組織に対する親和性と，異物としての物理的刺激による知覚神経への障害は，別次元の問題である．少なくとも本症例におけるMTAは，痛み治療の弊害となりこそすれ，痛み治療上の有益性は否定せざるをえない．

パノラマX線写真（5-1，5-2）と下顎第二大臼歯の根管の解剖を考えると，本症例の根尖が無傷なはずがない．打診痛と，たとえ関連痛の影響があるとはいえ自発痛がある以上，根管の精査は必須である．ペインクリニシャンは医師である．もし顔面痛の対応でスムーズに痛みが解決しない場合，歯の問題に関してペインクリニックの医師と何も相談することができない．この段階で，本当の歯科領域の慢性痛治療は，不十分に進めるしか方策はなくなるのである．

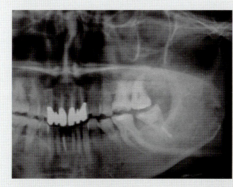 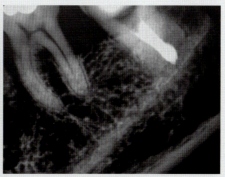

5-1, 5-2 当院初診時のパノラマX線写真
　自発痛の原因は，虚血性歯髄炎と推測される．患者も「むし歯はなかったが痛い」ということで，歯科を訪れたとのことである．そのピークで抜髄し，しかも根尖を破壊したのだから，抜髄後に痛みが残るのもうなずける．さらに複数の歯科医師により繰り返し根管を触られると，根尖部に症状＝感染，および歯内療法＝根管のインスツルメンテーションの公式があるかぎり，根尖は必然的にさらなる破壊を生じ，歯性慢性痛が確立される．根尖部保護の治療を施したい．しかし，MTAがその治療を阻む

第5章

症例6

　患者は37歳の男性．持続する歯痛を主訴に来院した．もともとの病名は不明であるものの，自発痛を生じ，抜髄処置を受けたそうである．その後，感染根管治療としての治療を2度にわたり受けたそうであるが，現在も自発痛は解決していない．感染根管治療の処置時は，毎回麻酔をしないと耐えられないほどの痛みを伴っていたという．痛みから解放されたことは一度もないそうであるが，根管内にはファイバーコアが存在していた．

　本症例も治療手技を問うために提示したものなので，診査その他は割愛するが，デンタルX線写真（6-1）でもあきらかなように，根尖破壊に過剰根管充填がある．Backup preparationの出番ではあるが，このファイバーコアをどうすればいいのだろうか．もはや削除するしかないわけであるが，根管壁を薄くしてしまい，パーフォレーションを生じるリスクがある．それにもしパーフォレーションを逃れたとしても，薄くなった根管象牙質に象牙質としての十分な機能が期待できるであろうか．そもそもこの根管充填の状況でファイバーコアを使うという選択が正しいものかどうか，私にはわからない．とにかく患者は，この歯を痛がっている．

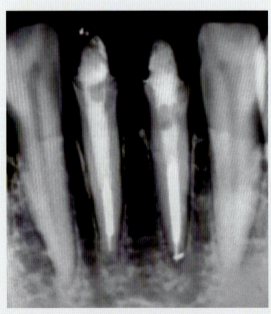

6-1　当院初診時のデンタルX線写真
　1|1の根尖は壊れているだろう．無理をすれば対応可能だが，根管壁の多くを失うことになる．ファイバーコアの存在が対応を困難にしている

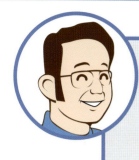

まとめ

　感染根管治療に非歯原性歯痛，難治性歯痛を招来する可能性は，「失敗」を除けば，ないと断言する．ただ，処置上のどのようなことが「失敗」なのか，わからないまま治療が行われることも少なくない．歯頸部歯質を多く削合し，根管口を大きく開けることも，太いコアを入れることも，歯痛の観点からは立派な失敗なのである．

　歯痛に対して外科的処置を行い，歯痛が解決しなければ，また難治性歯痛にMTA根管充填を施し再治療を困難にすれば，それらも十分に診断における失敗なのである．

　この章では，感染根管治療後の解釈困難な歯痛，慢性痛と呼べる症例から逆読みして，その原因を考えてみた．そのなかで，はっきり得られたものは，いま一度「物理学的な歯科」から「生物学的な歯科」への転換が，何より必要なのである，という結論に辿り着く．感染根管においては，感染歯質と同様に健全歯質を見極める重要さについて解説した．

Epilogue

　原因不明とされてきたさまざまな歯痛に，いかに「エンド由来歯痛」が関わっているのか，本書を通して理解していただけたのではないだろうか．

　歯痛は，「Pul」や「Per」の診断だけで対応できるものではない．非回復性や症候性などという表現も，こと歯痛に対しては意味をなさない．根管の削り方や詰め方などの現代の歯内療法の趨勢のなかに，歯痛に配慮した内容が含まれているようで，その実含まれていないことが理解されたものと考える．歯痛は感染の結果としてとらえられ，自律的存在として歯内療法の対象疾患とは考えられてこなかった．

　歯痛を前にして，歯内療法は「物理学」であってはならず，根管を治療の名のもとに削る行為は，「生物学」として行うべきである．ましてや，削るのではなく，根管内の感染物を摘出するという概念で行うべきであり，しかもひたすら摘出するのではなく，診断に応じた摘出をする．これが歯内療法なのだ．ファイルは象牙質を削る道具ではなく，象牙質を切る道具，この言葉こそ，私の恩師の最高の言葉であると思っている．そして「さじ加減」，これは孤高の臨床医であった父が私に与えた美しい言葉である．

　電気的根管長測定器は，診断に応じた数値を示すことなく，したがって痛みの根源を教えてはくれない．マイクロスコープで痛みの根源はみえても，その本体はみえない．回転切削で，痛みの根源のみの選択的除去はできない．水酸化カルシウムは細菌を叩けても，生理学的な痛みを消せはしない．痛みという生理学的応答は，まさに生態系の流れとして正常なもので，生態系にとっての日常である．感染は細菌にとっては日常であるが，生態系にとっては非日常である．したがって，細菌に対して非日常を与えることで駆除し，感染から逃れることが治療となる．それがゆえ，細菌の日常生活の場は，電気的根管長測定器で推測もできるし，マイクロスコープで覗きみることもできる．しかし，痛みは生理そのものなので，日常そのものに日常の場は存在せず，それゆえにその日常の姿をみることはできない．痛み治療は，生態系に入り込んだ治療学でなければ，対応はできない．痛み治療に「物理学」の入る余地はないのである．ここでも繰り返す．歯は間違いなく感覚器なのである．

　このことを，本書では説明してきた．一方で，曲解された現代の歯内療法の副産物，非科学的に行われる物理学的歯内療法の犠牲，それが「エンド由来歯痛」なのである．

　ここまで述べて来た知識をもとに，Prologueの症例（図1）に関して，詳細を解説して本書をまとめたい．

　患者のはじめの言葉はこうだった．

「この間，痛くてたまらなくて歯を抜いたけれど，痛みは全く治らない．何となく上の歯も痛くなって，神経を取ったら少し楽になった．その先生からは，上の歯の痛みが強いのは関連

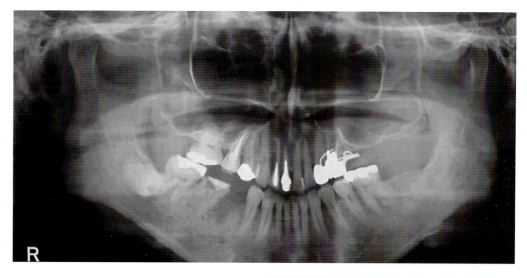

図1 Prologue症例（再掲）

図2 これまでの治療経過

これまでの治療経過

① 7┘抜髄，抜歯（診断名不明）
▼
② 6┘抜髄，抜歯（診断名不明）
▼
③ ┌7 抜髄，抜歯（診断名不明）
▼
④ ┌5 抜髄，抜歯（診断名不明）
▼
⑤ 5┘抜髄（診断名不明）
▼
⑥ 6┘抜髄（診断名不明）
▼
⑦ 疼痛強く，当院を受診

痛というもので，下の歯を抜いた部分が痛く感じたのではないか，との説明だった．ところが，2日ほどしたらまた痛みはじめ，今度はかなり痛みが強くて鎮痛薬も全く効かず，先生はきっと後ろの歯の痛みが関係しているのであろうとのことで，その歯の神経を取った．すると，その日だけは痛みが落ち着いたけど，またその翌日から神経を取った歯と歯を抜いたところに強い痛みが出はじめた．左の奥歯も痛みはじめ，もう毎日，何も手につかない．何とかしてください」

　ここで重要なポイントは，慢性痛患者は医療機関を変わった直後，また，何らかの処置（たとえば抜髄）をした直後，判で押したように一時的に症状が寛解する．そしてその後には必ず，寛解以前より症状が強くなって，患者を襲う（図2）．このパターンは，まさに負の情

Epilogue

動のなせるわざと考えられるが，たとえばペインクリニックへの紹介をする場合などでも同様で，いったん軽快してもその後は急変の経過をたどることを，十分に患者に説明し，理解を得たうえで，種々の治療を計画する．そしてまた，医療者自身も，わずかな期間の症状の軽快，寛解で安易に治療の方向性，計画を立てないことが肝要である．患者との間に一定距離を置き，歯にのみ集中せず症状を全人的に眺める，これが情動の波にのまれないためのポイントではないだろうか．

そして，救急受診時の患者の言葉はこうだった．

「歯磨きができないほどに，歯ぐきが痛い．左の歯ぐきが腫れている．ものを食べると，キューンと痛みが広がり，腫れがひどくなる」

しかし，視診では腫脹は全く認められない．この表現は，自律系の関与を示すものである．救急受診時といっても，このような患者の多くは毎日救急受診することになるのだが，必ずといってよいほど腫脹を主訴にやってくる．筋・筋膜痛の患者が下顎角あたりのリンパ腺が腫れていると訴えるのとは異なり，顔が腫れているという表現になる．そして，何より，それらの訴えを語るとき，こちらの相槌や言葉を遮るように語るのも，特徴としてあげられる．もやは完全に情動に支配されている．

エンド由来歯痛に関わる慢性歯痛には，何らかの形の器質障害，後遺障害が存在する．そこに慢性顔面痛の素因が加わる．そして，慢性歯痛では第一章で述べたゲートではなく，負の情動応答が痛みをコントロールする．それらすべてにゼロはない．誰でも，身体のどの部分にも，完全な快適などはない．ただ，身体および内臓において，人はこんなものと諦観し，辛抱し，許容する．しかし，ゲートは情動に包まれ，自律系も不安定となった慢性痛患者では，許容による調整は全く機能しなくなっているのである．

さらに，人は歯に関しては些細なことも許さない素因をもつ．換言すれば，歯に高等な機能があるとは誰も根底では思っていない．そんなことはないというかもしれないが，義歯について考えてみてほしい．この世のだれも義眼でものがみえるとは思わないし，義手義足が100％の機能をもつとは考えない（もちろん努力で克服する方もおられるが）．ところが，義歯に天然歯と同様の機能を求める人は，一人や二人ではないはずである．これは歯に眼や

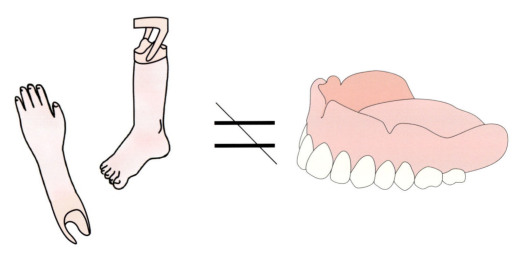

四肢のような複雑な生理機能などなく，「もの」として捉えているからである．「入れ歯になってから，餅も食べにくくなった」などということは，あたり前ではないか．歯を「もの」と考えているから，我慢の対象とならないのである．それゆえ口腔内に生じるちょっとした違和感，ちょっとした痛みは，その都度解決することが慢性歯痛の安定の道であると考えている．歯ほど気にしだせば落ち着かなくなるものはない．

　私のもとにも，1カ月あるいは3カ月に1回，ほとんどの患者が訪れ，その間に味わった痛み苦痛，そして自己解決の経緯を語っていかれる．そして私は話を聴き，そしてピカピカの歯と健康な歯肉を守り続ける．これが最終的に慢性歯痛の管理であると考えている．

はじめの重大な診断のポイント

　多くの慢性痛患者は，多かれ少なかれ微妙なサイコロジカルなオーラをもつ．ここでもう一度，慢性痛における治療の原点を思い出してもらいたい．まず，「患者の痛みを信じること」があったはずである．これは簡単なことであるにもかかわらず，意外なほど実践されてはいない．

　次の症例を参照してもらいたい．

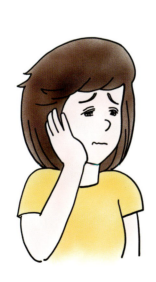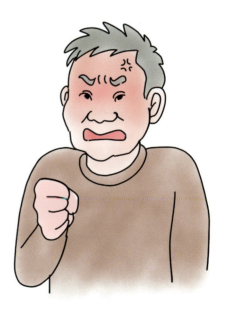

うつ症状，怒り，感情の波が
われわれの視点をくもらせる

Epilogue

参考症例①

　患者は，63歳の女性である．う蝕から継発した急性歯髄炎（歯髄炎の種類は不明）により近くの歯科医院にて ⌊6 の抜髄処置を受けた．しかし，痛みが続き，対処に困り果てた主治医は大手の歯科医院に紹介し，持続する歯痛の解決を期待した．大手の歯科医院ではCTを撮り，特に治療を施すことなく，当院にいわゆる非歯原性歯痛として紹介することとなった．

　紹介文面に，繰り返し抜髄後の根管治療を行ったにもかかわらず症状が改善しない，との記載があったが，この患者の当院初診時のX線写真（1-1）をみてもらいたい．このX線写真に，何か違和感をもたないであろうか．これが完全に抜髄処置，さらに繰り返し根管治療を行ったというX線写真とは，どうしてもみえない．

　患者は明確な外骨症，口蓋隆起，著しい咬耗など，いわゆるTCHに関わる顎関節症の症状をもち，やや心気症的雰囲気に満ち溢れている．そこに，抜髄後の痛みが取れないという理由で，2つの歯科医院において非歯原性歯痛の疑いとしての先入観が確立し，ほとんど治療らしい治療を試みることなく，第三の歯科医院への紹介を行ったわけである．

　結論からいって，まだ天蓋は除去されていなかった．単に除去されていなかった歯髄（天蓋が落ちていないかぎり，抜髄には至っていない）を完全に除去したところ，歯痛は1回で解決した．慢性痛治療の原則のはじめの一歩，「患者の痛みを信じること」は，少なくとも果たされていなかった．

　残念なことではあるが，これまでの2人の歯科医師は，心気症特有の歯痛の主張に負けて，治療をためらったといわれても仕方がない．紹介とは足らざる部分を補う目的であって，くどく説明してきたように，紹介は共観を前提として成立すると考えている．なぜ，天蓋を除去することまで行わずに，非歯原性歯痛と判断し，紹介の紹介に至ったのか，ここでも「非歯原性歯痛」の言葉の一人歩きが悪く作用したのかもしれない．

　われわれは歯科医師である．歯痛を主訴に患者が訪れたとき，まずは歯の問題を徹底的に調べるべきであって，非歯原性歯痛を疑うのはその次のことである．そして，自分の手による治療歯に持続した痛みを生じたときは，やはり自分の診断および治療を顧みるべきであり，その歯痛の持続を患者の特性に持ち込もうとすることは，歯科医師として恥ずべきことと銘記すべきだと思う．

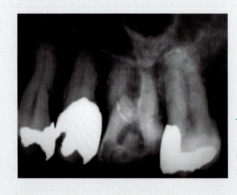

1-1　当院初診時のX線写真
　天蓋が除去されていないため，実際は抜髄処置にまで進んでいないことがわかる

なぜ次々と抜髄・抜歯されたのか

　Prologue の患者の気になる事柄の一つが，なぜ次々と数多くの歯が抜髄されたり，そして抜歯をされたりしたのかという，至極まともな疑問であった．

😀：それで，多くの歯を失っておられますが，これは歯が割れたりして抜歯になったのですか？
🧑：いえ，歯が痛いといったら神経を抜きましょうといわれ，神経を抜いた歯が痛いといって救急受診を3度ばかり続けたら，神経を抜いた歯が痛いはずがないといって抜歯になりました．
😀：神経を抜くことになった歯は，むし歯だったのですか？
🧑：私にはわかりません．むし歯がないのに痛いから，といって相談に行ったのです．
😀：それで，その神経を抜いた歯が痛いといって救急受診したとき，その先生はどのような処置をされていましたか？
🧑：顕微鏡をのぞきながら，がりがりと何か削っている感じがしていました．

　ここにも，いわずもがなの無診断．診断のプロセスは話のなかに全く顔を出さない．それでは順次，歯痛治療について考えていきたい．その前に，もう一つの問題を解決しなければならない．

1　餅は餅屋

　治療が開始されると，患者からの電話が頻繁に入るようになった．また，診療時間に関わりなく受診するようになった．診療後のかたづけの最中に，私のクリニックを訪れることも1回や2回では済まない．第1章でも述べた，反社会行動である．

　診察終了の時間を2時間以上も過ぎた夜10時前，突然の受診に対応するべく，もう一度診察の準備をするから待っておくように告げると，患者は顔を抱えて痛がり待合室の長椅子にうずくまっている……顔を押さえていることからトリガーの要素が少なく，まずは筋膜性の疼痛は除外できるなと感じられる．

🧑：右上の歯ぐきと下の奥歯が痛くて痛くて，何も食べられません．顔の右半分がしびれてしまっています．
　　……患者の自覚症状は，絶対に無視してはいけない．顔の痺れは中枢性疾患でも生じる症状．除外診断は必須だなと考える．
🧑：私は独りなので，不安で不安で仕方ありません．とにかく麻酔でも何でもいいですから，たとえ10分でもいいですから，痛みを取ってください．
😀：麻酔が効くかどうか分かりませんよ．でも，いっぺん試して少しでも痛みが減れば，その間に作戦を考えましょう．
🧑：助けてください（大泣き）
　　……情動の関わりの多さを感じるとともに，独り身を主張するなど，精神的SOSの発

Epilogue

　　　　　信を受信する．そう．患者の痛みを感じること．

🧑‍⚕️：では麻酔を打ちますね．

　　……下顎は下顎孔伝達麻酔，上顎は歯肉頬移行部に通常の浸潤麻酔を施す．

🧑：何となく芯で痛い感じはしますが，かなり楽になりました．

　　……効くではないか．このことから，根本の顔面痛の治療だけではなく，歯原性の慢性痛としての歯科治療も必要であることを考える．

🧑‍⚕️：これから，今日の症状から私なりの考えをいいますので，自分の気持ちをよそに置いて聞いてください．一つには，歯痛の治療は私がします．でも，それだけでは治療としては不足ですので，麻酔医の治療も受けてもらいます．そして，麻酔医の先生とも相談して，これは誤解されたくはないのですが※，心療内科医による心理面での痛みにも対応する必要があると思います．

ここで歯科医師と医師，餅は餅屋の仕事のふるい分けを行う．

早速，紹介する予定の麻酔医と連絡を取り，精神科医と相談し，リエゾン治療としての精神サポートおよび非歯原性歯痛の心因性部分の対応についての手配を進めた．その精神科医と麻酔科医の治療方針を患者にも告げ，試みる形で遂行していく同意を得た．そして同時に除外診断の必要性も説明のうえ，除外診断を果たす目的で脳神経外科への紹介状を用意した．

> ※慢性痛問診上の注意点…
> 　慢性痛治療において，痛みを助長する禁句
> ・老化
> ・治らない
> ・正常
> ・心因性
> これらはNGワードとして定説

2　歯髄からのメッセージ

次に，本症例の歯性の慢性痛に関して考えよう．

第1章で，歯髄刺激により生じる歯痛の，末梢および中枢における複雑なメカニズムについて詳しく述べた．第2章で，覆髄も抜髄も，象牙質の硬さや歯髄からの出血，感染の程度を知ることのみで，歯髄知覚が懸命に伝えているメッセージを，歯科医師は黙殺しているような気がすることを指摘した．たとえば，抜髄処置一つをとっても，多く語られる歯内療法学は，歯髄を無視した，すでに歯髄の存在しない空洞の広げ方に重きを置く．抜髄中に歯髄は悲鳴をあげているのであり，その悲鳴に歯科医師はもっと耳を傾ける必要があるような気がする．第1章でも述べたが，歯髄からのメッセージは現在の歯内療法診断学に十分反映されているとはいえないのではないか．

一見何もない歯が，冷温に対する誘発痛や自発痛を自覚した場合，現在行われる診断学は，歯質に生じた亀裂の探索と平衡側の咬合干渉の精査くらいである．ここでも生物学的要素も含みつつ，物理的歯学の枠が堅守されている．そして抜髄後の歯痛に対して行われることは，ファイルであれ，マイクロエキスカベータであれ，感染源除去として根管内を切削することである．やはり歯内療法疾患は細菌学から抜け出ることはない．そして痛みが改善しなければ，挙句が痛みに関わるであろう根尖の切除に至る．根尖切除後の神経障害性疼痛は，普遍的に存在する．痛み治療での根尖切除は禁忌とすべきである．非感染性の神経原性炎症が歯内療法の世界に治療の対象となる疾患として現れることは，なかなかないのだ．

次の症例を考えてみよう．

参考症例②

　患者は24歳の女性．6⏋の冷温水痛から続く自発痛を主訴に受診．臨床診査で有意なものは，軽度の打診痛と明確な冷水痛および軽度の自発痛であった．顕微鏡でみると，たしかに亀裂は認められる（2-1, 2-2）．しかし，咬合負荷を与えることで歯痛の増強はない．麻酔診では自発痛は消失するが，重い感じは消えないという．

　咬合縫線や舌歯圧痕が強いことから咀嚼筋を触診するが，明確な圧痛は認められない．下顎頭の変形を伴うが関節円板がずれるような顎関節症の所見も認められなかった．おそらく咀嚼筋に持続的で等尺性収縮力がかかる状態であると考えられる．ただし，同様の経過を第3章でも述べたが，翌日，麻酔の跡が腫れたということで救急受診するも，まったく腫脹の所見はない．それでも患者は腫れているということで，その翌日も救急受診した．さらにこの頃から，強い自発痛も呈しはじめた．このことから，TCHを招来する背景に重要なポイントがあることが推測される．

　この時点で自律系と情動系の関与ありと判断し，持続性特発性歯痛の疑いでペインクリニックとの共観を開始する．患者は一日中コンピュータ画面で数字を見続ける仕事を苦痛に感じている．コンピュータを見続ける身体的，そして数字を見続ける精神的負荷は無視できない．

　少々期間を要したが，星状神経節ブロックと薬物療法，歯科では口腔内違和感を除去するための口腔ケア，さらに毎日のウォーキングとストレッチを行うことで，歯痛は解決した．3年近くを経た今も，時折当該歯がしみるといって受診するが，PMTCを行い，笑って終えていく．もし，歯の亀裂からの「歯髄感染」として抜髄していたら，どのような経過をたどっていたであろうか．

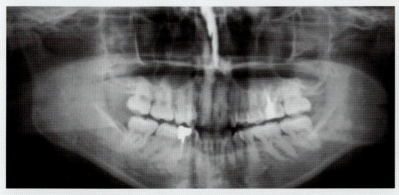 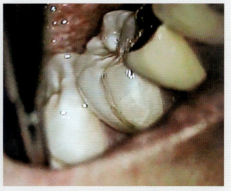

2-1, 2-2　当院初診時のパノラマX線写真および口腔内写真
　下顎頭の形態をみれば，TCHに罹患していることは明白．そして痛む歯には，明確な亀裂が認められる．ここで細菌学に走るか，生理学も考えるか，歯痛治療にとって診断の正念場である

Epilogue

問診と処置

さて話を，Prologue の患者に戻そう．

もう抜歯してしまった歯は二度と戻らない．現在痛む歯は，5̄6̄，6̄｜，｜5〜3 である．

😀：それぞれの歯は，どのような感じで痛みますか？

🧑：左の奥歯は噛むと痛く，冷たいもの熱いものでも，ひどく痛みます．ウッとうずくまるくらいです．右下は骨がグーンと押されるような重い痛みで，上の歯はジンジンと，歯というよりむしろ歯茎が痛い感じがします．

😀：では少し叩いてみますね．

……どの歯も叩くと首をすくめて痛がる．しかし，6̄｜は痛みの訴えがひときわ強く感じる．5̄6̄ の反応は，びっくりしたという感じで，その他の歯は患者の性格上試さなかったが，おそらくどの歯を叩いても反応するのであろうという感じを受けた．慢性痛の患者は，触ると本当に飛び上がる．

治療計画は，以下の通りとした．

・5̄6̄ はう蝕処置（図3）
・6̄｜は，根尖部保護目的の感染根管治療（図4）

あわせて，星状神経節ブロックと薬物療法を行う．

繰り返していうが，現行の歯髄診断はまだまだ不足しており，歯髄から送られてきているメッセージを十分に受けとめるだけのものには至っていない．感染性の場合ですら不十分であり，神経原性炎症に関しては推測の域は出てはいない．さらに，慢性歯髄炎に関しては，事実上，潰瘍性や増殖性など，現症から慢性と明確に判断できるものしか考えられていない．

今後，これら詳細な歯髄から送られてくるメッセージを受けとめるだけの診断学が考案さ

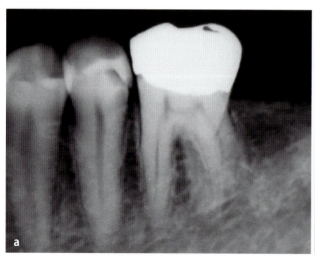 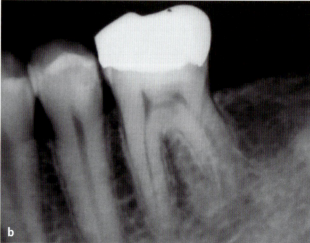

図3 5̄6̄ のう蝕はコンポジットレジン充填で対応（a：処置前，b：処置後）

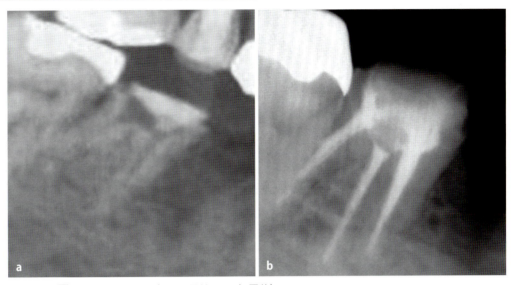

図4 6⏌の感染根管治療（a：処置前，b：処置後）
処置前の写真はパノラマX線写真からの切り抜きのため，不鮮明である

れ，それぞれに応じた治療学，抜髄学が開発されることを期待する．それまでは，神経原性炎症の可能性があれば，まずは交感神経ブロックと薬物療法に頼るしかないといえよう．

　この患者には，抜髄および抜歯に至ってしまった歯に，歯髄は神経原性炎症のメッセージ，虚血性障害のメッセージ，非定型のメッセージを発信し続けていた可能性を強く感じた．そのうえ，視診で確認できないにもかかわらず繰り返す，「腫れた」という主張．これは，歯科医師である私には自律神経系の疾患に対する機会が少なく，十分に解釈しきれない部分も存在するが，相談した麻酔医によると，一種の"Regional sympathetic distrophy"※とのことであった．これだけ条件が揃えば，自律系の抑制は必須事項と考えられる．

　その結果，星状神経節ブロックと抗てんかん薬による治療で疼痛閾値を上げ，その間に器質障害を生じている歯の根管治療と，単純に歯髄刺激を生じる可能性のある歯のう蝕治療を終了させることとした．

※ Regional sympathetic distorophy（disorder）…
　いまだ十分に原因，病態の整理整備はなされていないが，種々の炎症，外傷，侵害刺激，機能障害に対する神経の可塑変化の不適応により生じるとされている．すなわち傷害，障害，侵害に対する不適切な応答の結果引き起こされる，不可解な疼痛症候群として考えられる．自律神経，中枢を巻き込んだ複数の病態が重なりあった難治性疼痛症候群で，外傷後に生じる CRPS（Complex regional pain syndrome）の範疇に含み入れられる．

Epilogue

やはりあった「エンド由来歯痛」

　恩師はしばしば,「抜髄してしまえば,診断に何の証拠も残らない.それだけに,確実な診断をつけるのは歯科医師の使命」との教えを語られていた.

　さて,この患者は,星状神経節ブロックを開始すると,痛みはVASではじめ80〜100であったものが,50前後のレベルにまで落ち着いてきた.そこで,抜髄後放置されていた 6| に対して,「慢性根尖性漿液性歯周炎」の便宜的病名のもと,歯内療法を開始したのである.

　便宜的診断という表現には意味があり,治療開始するまでは,根尖性疾患としての診断しかつけられない.歯の器質としての診断は,まだこれからである.そして実際に根管治療を行うと,近心舌側根管には案の定,ストリッピングが認められた.ここで定番の「エンド由来歯痛」の登場である.すなわち,非歯原性歯痛の疑いのある歯に処置を施すには,施すための診断が,まずは必要である.本症例の場合,不用意な根管形成(抜髄である以上,「形成」であって「拡大」ではない)により大きく開けられた根尖部とストリッピングによる器質障害が,治療計画上の対応目標である.ここでまずは根尖周囲組織に対する診断しかつけられない.歯としての診断は,処置を開始してその実体を把握してからしか確定できない.そういう意味での便宜的診断なのである.そこで,根尖周囲組織の診断に関しては漿液性歯周炎であるが,歯単位の診断となれば,そこに私の名づけるところの根尖部障害,そしてストリッピングによる「外傷性歯周炎」,すなわち「エンド由来歯痛」が加わるのである.

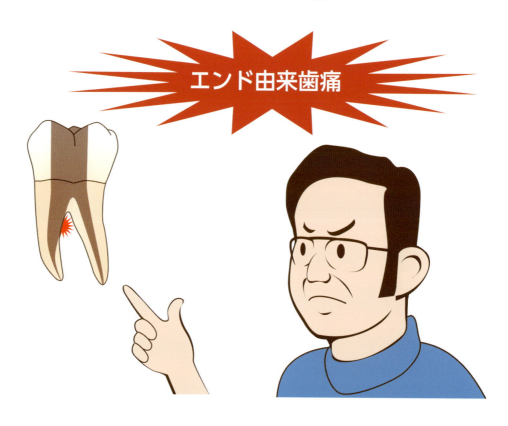

治療開始と次なる問題点

　脳神経外科における除外診断を終え，「特に中枢性問題はない」となった．そしてペインクリニックにおける顔面痛治療，精神科医による心理サポート，歯内療法医による根管治療が，同時に開始されることになった．エンド由来歯痛に対する治療は効を奏し，痛みは順調に改善し，VASは20〜30のレベルに落ち着き，慢性痛としては十分に解決と解釈可能な域に達した．こうして患者は日常を取り戻した．何といっても慢性痛治療は，患者のQOLとADL（日常生活動作）を第一に考えたものに尽きる．

　しかし，この段階で，約6カ月は仮の状態で咬合を作り，経過を十分に観察しようという考えの私と治療を急ぐ患者との間に，治療速度に対する考えの相違が生まれた．患者は，早い終了を求め，私のもとを去り，すぐに補綴を進めるべく他院への通院を開始した．そして，何を考えられたのか，ボトックス治療にも通うことになった．慢性痛患者は，ドクターショッピングに余念がない．精神科の先生から，患者の「先生しか頼るところはない」との言葉は，次の瞬間の罵倒につながるので注意するように，といわれたことを思い出す．

　2カ月後，再度私の医院に顔面痛で訪れたときのX線写真を，図5に示す．今度は明確な特定の歯に対する痛みの訴えを含まない．非歯原性歯痛に対する歯内療法の必要度の証左である．

　治療内容についていえることは，右側の補綴は終了していたが，咬合はほとんどなく，咬合紙が容易に抜ける状態であった．このことの問題は本論で繰り返し述べたことなので割愛するが，経緯は想像がつく．噛んで痛い，では削合する，まだ噛むと痛い，また咬合面を削合する．そしてたっぷりと摩訶不思議な説明を繰り返し，患者の心は揺れ動く…

　さあ，もう一度，痛み治療を再開しなければならない．今度は文字通り「非」歯原性歯痛への対応である．一度痛みを抑制したものは，必ずもう一度抑制できる，そんな確信がある．

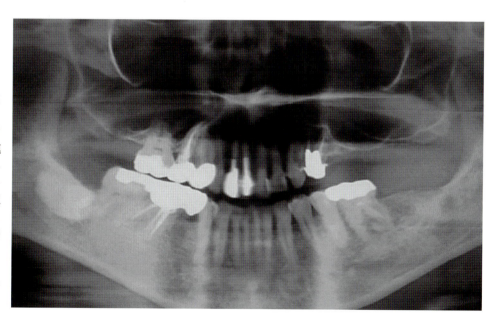

図5　顔面痛で訪れたときのパノラマX線写真
　下顎右側臼歯部は，インレーと全部鋳造冠を連結し，それらを支台とした延長ブリッジ．インレーと冠の合着力の差は，気にならないのだろうか．おそらくインレーは合着した日に外れていることだろう．それはともかく，第一，第二小臼歯は咬合していなかった

Epilogue

ではここで歯内療法の歯痛との戦い方についてまとめてみよう．チャートとして整えることはあまりにも困難である．あらためて手探りで対峙する重要さが認識された（図6）．

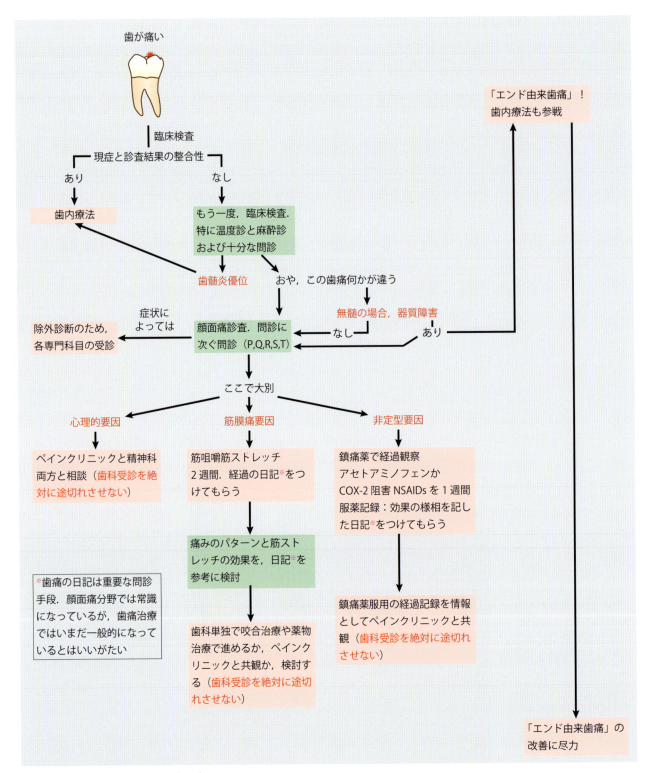

図6 考えられる治療のアルゴリズム
　きれいにまとまったフローチャートのような図をつくりたかったが，慢性痛治療は試行錯誤の繰り返しである．せいぜいまとめてこの程度ではあるが，参考になるとは思う．ただ一言，紹介しっぱなしは禁忌．最後まで逃げずに戦ってほしい

ここで強調したいことは，歯科の世界にも歯痛に対する各専門分野共通のゴールドスタンダードが必要だということである．歯内療法の後には補綴があるが，根管は歯の存在のために重要な栄養供給路であった部分なのだから，本質的に生理的構造を有する部分であり，「生物学的支持」として使うべきである．歯冠部の保持のための「物理機械的」な利用をしないような方策を講じてほしい．これは補綴後の歯の破壊的終焉を思うと，まさに急務といえよう．生物学的な存在の根管を物理的に使用することは，痛みの発症のみならず，痛みの治療においても大いなる弊害となっている．これらのことから，各専門医同士の，痛みを中心にしたディスカッションの場が必要であると考える．皆で考えれば，名案は必ず生まれるはずだ．

　本書を読んでいただければ，歯痛というものが，麻酔医，耳鼻咽喉科医，精神科医，歯科麻酔医，歯科口腔外科医，歯科矯正医，歯科補綴医，歯内療法医……どの専門科目が欠けても，治療学として成り立たないものであることは理解してもらえたと思う．歯痛治療は，そういったネットワークのうえで行われる治療学であると考える．歯内療法はあらゆる専門科目と歯科をつなぐ領域に存在するものだと，あらためて思うばかりである．

　そうだ，大切なことを忘れていた．患者は歯が痛むときに最初に受診するのは，大学病院や病院歯科ではなく，一般開業医が大半である．通常の開業医では，そのような専門分野の先生方との連携診療を構築，実践していることは皆無に近く，となれば，実際に「エンド由来歯痛」患者に対応することは非常に困難といえる．よって，われわれはまず，「エンド由来歯痛」を招来しない最大限の努力をしなければならない．われわれの責務は，「エンド由来歯痛」の治療以上に，「エンド由来歯痛」を作らないことにほかならないと考える．「エンド由来歯痛」の対応が困難なら，「エンド由来歯痛」を作らない．これが一般臨床医にとっての第一命題であろう．そのヒントとしての私論を，第2章で述べたので，参考としてほしい．

　「エンド由来歯痛」患者を生み出しているのは，歯科医師サイドの不用意な診断，処置であることは本書から十分に伝わったものと考える．ゆえに，われわれは正しい知識をもち，適切な診査を行い，的確な診断を下し，正当な処置を行うことが，後の「エンド由来歯痛」を引き起こさないために求められる絶対条件である．そのどれが欠けても「エンド由来歯痛」が襲ってくるリスクを常に抱えていることを，肝に銘じておくべきである．歯内療法とは，それほど難解で鍛錬を積まなければならない専門分野なのである．

　最後に，たとえ非歯原性歯痛であっても，その症状が歯痛である以上，「エンド由来歯痛」の真の理解が，それらあらゆる歯痛の謎を解明する扉を開くものであることを断言して，本書のまとめとしたい．とにかく戦ってほしい．誰でもない，主治医であるあなたが中心となって戦い，その輪が広がってこそ「エンド由来歯痛」解決の光が射す．

索引

【あ】
アルゴリズム／170

【い】
痛み治療の三原則／117
痛みの怒りの回避／34
痛みの記憶／33
痛み表現／104

【え】
エンド由来歯痛／20, 25, 51, 52, 79, 82, 98, 104, 158, 168, 171

【か】
開咬／90
外傷性歯周炎／21, 38, 168
顎関節症／90
完全除痛／128, 129
顔面痛／17, 45, 106, 152
関連痛／22, 38, 44, 45, 49, 94

【き】
機械的拡大／65
急性痛／37
共観／162
矯正／90
虚偽性障害／97
虚血性歯髄炎／37, 38, 100, 112, 114, 116, 148

【く】
クレンチング／116, 121

【け】
ゲートコントロールセオリー／32

【こ】
後医／149, 150
根管充填／72
根管清掃／70, 71
根管貼薬／69
根尖側基準点／64, 82

【さ】
先取り鎮痛／123, 128
索状硬結／44
サブスタンスP／29

【し】
歯科用顕微鏡／75
歯原性慢性痛／51
歯髄からのメッセージ／43, 164
疾病利得／97
症状の固定／114
情動／95, 160
除外診断／40
心因性疼痛／55, 87
侵害刺激／28
侵害受容性疼痛／55
神経因性疼痛／55
神経原性炎症／31
神経障害／127
神経線維／36
神経ブロック／55, 56
診断／62, 63, 80

【す】
水酸化カルシウム／69, 79
睡眠／96

【せ】
星状神経節ブロック／119, 123, 167
生理学／146, 154
セカンドオピニオン／149
閃輝暗点／99

【た】
大うつ病性障害エピソード／89

【ち】
鎮痛薬／131〜133

【て】
電気的根管長測定器／64, 65

【と】
特発性歯髄炎／23
トリガー／44, 49

【は】
抜髄後疼痛／130, 131
抜髄前完全除痛／120
発痛物質／29
反社会的行動／95

【ひ】
非歯原性歯痛／17, 18, 22, 25, 38, 45, 48, 86, 94, 98, 104
ヒスタミン／29

非定型性歯痛／140

病識／32

【ふ】

ファイバーコア／154

負の情動応答／14

ブラジキニン／29

プロスタグランジン／29

【へ】

ペインクリニック／45, 123

【ま】

麻酔診／103

慢性外傷性歯周炎／37

慢性痛／27, 34, 42, 72, 75, 116, 144, 150, 159

【め】

メタルコア／153

【も】

問 診／54, 102, 108, 118, 146, 163

【や】

薬剤／122

薬物療法／55

【り】

リエゾン治療／87, 164

流涙／99

【れ】

霊的苦痛／55

レイノー症状／118, 119

レスキューファンタジー／14

【A】

ACTH／30

ADL／169

AIPC／80

ATP／29

Aβ線維／31, 32

Aδ線維／31, 32

【B】

Backup preparation／118, 124

【C】

CGRP／30, 31

COX／132

COX-1／131

COX-2／131

C線維／31, 32, 75

【D】

Debridment／66, 143

Denticle／100

【E】

EDTA／67

【F】

FC／70

FSS／44

【L】

Lipping 現象／113

LTP／34

【M】

MTA／78, 154

【N】

NNT／131

【P】

Phantom tooth pain／112

【Q】

QOL／169

【R】

Regional sympathetic distrophy／167

【S】

SMP／117

【T】

TCH／31

【V】

VAS／92

【W】

Wind up 現象／32, 126

【監修者略歴】

福西 一浩
ふくにし かずひろ

1986年	大阪大学歯学部卒業
1997年	福西歯科クリニック開院
2000年	大阪大学歯学部非常勤講師（口腔総合診療部）
2001年	医療法人福西歯科クリニック開設
2006年	大阪大学歯学部臨床准教授
2008年	5-D Japan（石川，北島，船登，南らと）設立
2009年	医療法人宝樹会設立

日本歯内療法学会専門医，日本口腔インプラント学会専門医，日本顎咬合学会指導医，日本臨床歯周病学会指導医・歯周インプラント指導医，
国際外傷歯学会（IADT）フェロー，
5-D Japanファウンダー，日本歯内療法学会評議員・西日本支部常任理事

【著者略歴】

長谷川 誠実
はせがわ まこと

1984年	岐阜歯科大学卒業
1988年	朝日大学歯学部大学院歯学研究科修了（歯内療法）
1988年	兵庫医科大学病院歯科口腔外科医員
1989年	兵庫医科大学歯科口腔外科学講座助手
1995年	兵庫医科大学歯科口腔外科学講座講師
2015年	長谷川歯科クリニック開設
	朝日大学歯学部口腔機能修復学講座歯科保存学分野歯内療法非常勤講師

日本歯科保存学会専門医・指導医，
口腔顔面神経機能学会口唇・舌感覚異常判定認定医

エンド由来歯痛
非歯原性歯痛への歯内療法からの挑戦

ISBN978-4-263-46144-0

2019年1月10日　第1版第1刷発行

監修者　福西　一浩
著　者　長谷川　誠実
発行者　白石　泰夫
発行所　医歯薬出版株式会社

〒113-8612　東京都文京区本駒込1-7-10
TEL.(03)5395-7634（編集）・7630（販売）
FAX.(03)5395-7639（編集）・7633（販売）
https://www.ishiyaku.co.jp/
郵便振替番号 00190-5-13816

乱丁，落丁の際はお取り替えいたします　　印刷・真興社／製本・榎本製本所
© Ishiyaku Publishers, Inc., 2019. Printed in Japan

本書の複製権・翻訳権・翻案権・上映権・譲渡権・貸与権・公衆送信権（送信可能化権を含む）・口述権は，医歯薬出版(株)が保有します．
本書を無断で複製する行為（コピー，スキャン，デジタルデータ化など）は，「私的使用のための複製」などの著作権法上の限られた例外を除き禁じられています．また私的使用に該当する場合であっても，請負業者等の第三者に依頼し上記の行為を行うことは違法となります．

JCOPY ＜出版者著作権管理機構　委託出版物＞

本書をコピーやスキャン等により複製される場合は，そのつど事前に出版者著作権管理機構（電話03-5244-5088，FAX 03-5244-5089，e-mail:info@jcopy.or.jp）の許諾を得てください．